疑难病奇方系列丛书（第四辑）

导赤散

总主编　巩昌镇　马晓北

编　著

王　福　巩昌靖

中国医药科技出版社

内 容 提 要

本书从理论研究、临床应用和实验研究方面阐述导赤散。上篇理论研究，主要讲述导赤散的来源、组成、用法以及历代医家对导赤散的认识、导赤散的衍生方等。中篇临床应用，详细讲述了各科疾病和疑难病应用导赤散、导赤散衍生方的临床经验和病案。下篇实验研究，讲述导赤散中单味药的化学成分、药理作用，并叙述了导赤散全方的药理作用等。全书内容翔实，实用性强，适合广大中医学生、中医临床医生、中医爱好者参阅。

图书在版编目（CIP）数据

导赤散/王福，巩昌靖编著. —北京：中国医药科技出版社，2013.1
（难病奇方系列丛书. 第4辑）
ISBN 978 - 7 - 5067 - 5659 - 4

Ⅰ.①导… Ⅱ.①王… ②巩… Ⅲ.①导赤散 – 研究 Ⅳ.①R286

中国版本图书馆 CIP 数据核字（2012）第 219016 号

美术编辑 陈君杞
版式设计 郭小平

出版　中国医药科技出版社
地址　北京市海淀区文慧园北路甲 22 号
邮编　100082
电话　发行：010 - 62227427　邮购：010 - 62236938
网址　www.cmstp.com
规格　958×650mm $\frac{1}{16}$
印张　9 $\frac{1}{2}$
字数　140 千字
版次　2013 年 1 月第 1 版
印次　2023 年 4 月第 3 次印刷
印刷　三河市百盛印装有限公司
经销　全国各地新华书店
书号　ISBN 978 - 7 - 5067 - 5659 - 4
定价 19.00 元
本社图书如存在印装质量问题请与本社联系调换

《难病奇方系列丛书》(第四辑)编委会

总 主 编　巩昌镇　马晓北

副总主编　刘　伟　姜　文

编　　委　(按姓氏笔画排列)

王　福	王玉贤	王国为	王国利
王建辉	王莹莹	王景尚	王佳兴
韦　云	古　励	代媛媛	巩昌靖
巩昌镇	刘　伟	刘　灿	刘一凡
刘晓谦	孙　鹏	杜　辉	杨　莉
李宏红	李　楠	吴峻艳	何　萍
何新蓉	余志勇	闵　妍	迟　程
张　硕	张　晨	陈冰俊	陈　红
林伟刚	罗成贵	罗良涛	周庆兵
周劲草	赵玉雪	姜　文	高占华
高　杰	唐代屹	唐　杰	黄　凤

董继鹏　韩　曼　韩淑花　储　芹
路玉滨　薛　媛

分册编著　酸枣仁汤　　　　　杜　辉　刘　伟

普济消毒饮　　　　周庆兵　巩昌靖

三仁汤　　　　　　罗良涛　刘　伟

当归四逆汤　　　　韩　曼　巩昌靖

真武汤　　　　　　林伟刚　巩昌镇

知柏地黄丸　　　　李　楠　刘　伟

青蒿鳖甲汤　　　　周劲草　姜　文

增液汤　　　　　　王玉贤　巩昌靖

香砂六君子汤　　　黄　凤　刘　伟

镇肝熄风汤　　　　唐　杰　姜　文

炙甘草汤　　　　　罗成贵　刘　伟

膈下逐瘀汤　　　　王佳兴　刘　伟

生化汤　　　　　　代媛媛　姜　文

甘露消毒丹　　　　韩淑花　巩昌靖

四逆汤　　　　　　高占华　巩昌靖

独活寄生汤　　　　闵　妍　刘　伟

右归丸　　　　　　王景尚　巩昌镇

当归芍药散　　　　王建辉　张　硕

导赤散　　　　　　王　福　巩昌靖

身痛逐瘀汤	刘 灿	刘 伟
失笑散	陈冰俊	姜 文
半夏泻心汤	董继鹏	刘 伟
左归丸	王国为	巩昌镇
通窍活血汤	余志勇	姜 文
苓桂术甘汤	李宏红	刘 伟
一贯煎	何 萍	巩昌靖
平胃散	韦 云	巩昌靖
少腹逐瘀汤	王莹莹	杨 莉
小建中汤	刘晓谦	姜 文
麻杏石甘汤	张 晨	刘 伟
仙方活命饮	高 杰	赵玉雪

《难病奇方系列丛书》第四辑

前　言

　　《难病奇方系列丛书》新的一辑——第四辑又和大家见面了。

　　中医药是中华文明的一份宝贵遗产。在这份遗产中，中药方剂是一串串夺目璀璨的明珠，而那些百炼千锤、结构严谨、疗效可靠的经典名方则更是奇珍异宝。

　　几千年来，经典方剂跨越时代，帮助中华民族健康生息、祛病延寿。它们并未因时代的变迁而消失，也未因社会的发展而萎谢，更未因西医学的创新而被抛弃。恰恰相反，它们应时而进，历久弥新。一代一代的学者丰富了经典方剂的理论内涵，一代一代的医生扩展了经典方剂的应用外延，面对西医学的飞速发展，经典方剂依然表现出无限的生命力和宽广的适用性。

　　今天，经典方剂又跨越空间，走向世界，帮助全人类防病治病。在加拿大的中医诊所里，摆满了张仲景的《四逆汤》《金匮肾气丸》，王清任的《血府逐瘀汤》《少腹逐瘀汤》。走进英国的中医诊所，到处可见宋代《局方》的《四物汤》和《四君子汤》，张介宾的《左归丸》和《右归丸》。在美国的近两万家针灸和中医诊所里，各种各样的中医经典方剂，如《小柴胡汤》《六味地黄丸》《补中益气汤》和《逍遥散》等等，都是针灸师、中医师的囊中宝物。经典方剂已经成为世界各国中医临床医生的良师益友。他们学习应用这些方剂，疗效彰显，福至病家。

　　中医方剂的走向世界，也进一步使中医方剂的研究走进了西方的研究机构。中医中药的研究在澳大利亚悉尼大学的中澳中医研究中心已经展开。在英国剑桥大学中医中药实验室里，樊台平教授带领的团队对传统中医复方情有独钟。特别值得一提的是，在美国耶鲁大学医学院的实验室里，郑永齐教授的研究团队把黄芩汤应用到治疗肝癌、胰腺癌、直肠癌等疾病上。这个团队在临床前试验、一期临床试验、二期临床试验、三期临床试验方面步步推进，并对用黄芩汤与传统化疗药物结合以降低化疗药物的毒副作用和提高临床效果进行了周密的研究。这些研究证实了黄芩汤的经典应用，拓广了黄芩汤的现代应用范围，用西医学方法为这一经典方剂填补了一个丰富的注脚。他们十多年的精心临床研究结果广泛发表在美国《临床肿瘤学杂志》《传统药物杂志》《色谱学杂志》《临床大肠癌杂志》《国际化疗生物学杂志》《抗癌研究杂志》《转译医学杂志》《生物医学进展》《胰腺杂志》和英国《医学基因组学杂志》等主流医学杂志上。有关黄芩汤的大幅报道甚至出现在美国最主流的报纸《华尔街日报》上。

中国医药科技出版社出版的这套《难病奇方系列丛书》，爬罗剔抉，补苴罅漏，广泛收集了经典方剂的实验研究成果与临床应用经验，是名方奇方的集大成者。

丛书迄今已经出版了三辑，共收四十三个经典方剂。每一经典方剂自成一册，内容包括理论研究、临床应用、实验研究三部分。理论研究部分探讨药方的组成、用法、功效、适应证、应用范围、组方原理及特点、古今医家评述、方剂的现代理论研究。临床应用部分重点介绍现代科学研究者对该方的系统性临床观察以及大量临床医家的医案病例和经验总结。实验研究部分探讨方剂中的每一味中药的现代药理作用，并以此为基础研究该方治疗各系统疾病的作用机制。

沿着同一思路，《难病奇方系列丛书》第四辑继续挖掘先贤始创而在现代临床上仍被广泛使用的经典方剂，并汇有大量临床经验和最新研究成果，以飨中医临床医生、中医研究者、中医学生以及所有的中医爱好者。

美国中医学院儒医研究所

巩昌镇　博士

2012 年秋于美国

上篇　理论研究

中篇　临床应用

目录

下篇　实验研究

目录

上 篇

理论研究

第一章

概　述

第一节　导赤散的来源及组成

（一）来源

导赤散来源于我国第一个著名儿科专家——宋代·钱乙撰写的《小儿药证直诀》，功效为：清心养阴，利水通淋。主治为：心经热盛，症见心胸烦热，口渴面赤，意欲饮冷，以及口舌生疮；或心热移于小肠，症见小便淋涩刺痛等症。

导赤散为清心热和小肠热所设的代表方，原方载于《小儿药证直诀·卷下》："治小儿心热。视其睡，口中气温，或合面睡，及上窜切牙，皆心热也。心气热，则心胸亦热，欲言不能，而有就冷之意，故合面睡"，可见在《小儿药证直诀》原文中没有言及心热移于小肠，至《奇效良方》扩大了运用范围用来治疗小便赤涩淋痛等。《删补名医方论》中说："赤色属心，导赤者，导心经之热从小肠而出……"故名"导赤散"。可见本方的理论和应用，都是在逐步发展完成的。

（二）组成

导赤散药物组成为生地黄、甘草（生）、木通（各等份）上同为末，每服三钱，水一盏，入竹叶同煎至五分，食后温服。现代用法多做汤剂，水煎服，用量也按原方的比例酌情加减，

第二节　导赤散的功效与主治

一、导赤散方中各组成药物的功效与主治

1. 生地黄：始载于《神农本草经》。为玄参科植物地黄 *Rehmannia glutinosa* Libosch. 的新鲜或干燥块根。主产于河南、河北、内蒙古及东北，全国大部分地区有栽培。秋季采挖，去除芦头、须根及泥沙。鲜用，或干燥生用。

［药性］甘、苦，寒。归心、肝、肾经。

［功效］清热凉血，养阴生津。

［应用］

（1）热入营血，舌绛烦渴，斑疹吐衄。本品苦寒入营血分，为清热、凉血、止血之要药，又其性甘寒质润，能清热生津止渴，故常用治温热病热入营血，壮热烦渴、神昏舌绛者，多配玄参、连翘、丹参等药用，如清营汤（《温病条辨》）；若治血热吐衄，常与大黄同用，如大黄散（《伤寒总病论》）；若治血热便血、尿血，常与地榆同用，如两地丹（《石室秘录》）；若治血热崩漏或产后下血不止、心神烦乱，可配益母草用，如地黄酒（《圣惠方》）。

（2）阴虚内热，骨蒸劳热。本品甘寒养阴，苦寒泄热，入肾经而滋阴降火，养阴津而泄伏热。治阴虚内热，潮热骨蒸，可配知母、地骨皮用，如地黄膏（《古今医统》）；若配青蒿、鳖甲、知母等用，可治温病后期，余热未尽，阴津已伤，邪伏阴分，症见夜热早凉、舌红脉数者，如青蒿鳖甲汤（《温病条辨》）。

（3）津伤口渴，内热消渴，肠燥便秘。本品甘寒质润，既能清热养阴，又能生津止渴。用治热病伤阴，烦渴多饮，常配麦冬、沙参、玉竹等药用，如益胃汤（《温病条辨》）；若治温病津伤，肠燥便秘，可配玄参、麦冬用，如增液汤（《温病条辨》）。

［用法用量］煎服，10～15g。鲜品用量加倍，或以鲜品捣汁入药。

［使用注意］脾虚湿滞，腹满便溏者不宜使用。

［古籍摘要］

（1）《神农本草经》：主折跌绝筋，伤中，逐血痹，填骨髓，长肌肉，作汤除寒热积聚，除痹。生者尤良。

（2）《珍珠囊》：凉血，生血，补肾水真阴。

（3）《汤液本草》：生地黄，钱仲阳泻小肠火与木通同用，以导赤也，清经之血热，与他药相随，亦能治之，溺血便血亦治之。

（4）《本草汇言》：生地，为补肾要药，益阴上品，故凉血补血有功，血得补，则筋受荣，肾得之而骨强力壮。又治胎产劳伤，皆血之愆，血得其养，则胎产获安。又肾开窍于二阴，而血主濡之，二便所以润也。

（5）《本草新编》：生地，凉头面之火，清肺肝之热，热血妄行，或吐血，或衄血，或下血，宜用之为主，而加入荆芥，以归其经，加入三七根末，以止其络。然而此味可多用而不可频用，可暂用而不可久用也。当血之来也，其势甚急，不得已重用生地，以凉血而止血，若血一止，即宜改用温补之剂，不当仍以生地再进也。如日日煎服，久则脾胃大凉，必至泄泻，元气困乏，而血又重来。

（6）《本经逢原》：生地黄，《名医别录》治妇人崩中血不止，及产后血上薄心，胎动下血，鼻衄吐血，皆捣汁饮之，以其能散血消瘀解烦也。其治跌扑损伤，面目青肿，以生地黄捣烂罨之即消，此即《神农本草经》治伤中血痹，折跌筋伤等证之义。盖肝藏血而主筋，肝无留滞，则营血伤中自愈，筋无邪著，则三气通而血痹自除。作汤除寒热积聚者，血和则结散，而诸证平矣，其曰填骨髓，长肌肉者，邪无著而形神自复也。按生地黄与干地黄，功用不同，岂可混论。徐之才《名医别录》云，生地黄乃新掘之鲜者，为散血之专药，观《神农本草经》主治，皆指鲜者而言，祇缘诸家本草从未明言，且产处辽远，药肆仅有干者，鲜者绝不可得，是不能无混用之失。曷知干地黄既经炙焙，力能止血，安有伤中血痹，折跌筋伤等治乎。至于伤中日久，积聚内形，寒热外显，并宜鲜者作汤，统领他药，共襄破宿生新之功。设混用干者，则瘀伤愈结，安望其有髓充肉长之绩乎。予尝综览诸方，凡药之未经火者，性皆行散，已经炙焙，性皆守中，不独地黄为然也。

（7）《得配本草》：世人动云生地妨胃，其能开胃，人实不晓，惟胃中阳气不足者，服之则胃气不远而饮食减，若胃阴虚，而胃土干燥，致胃气不远者，生地滋其阴，以清其火，而胃气从此运行，饮食自然渐进。至时行热症，生地尤为切要，阴汁上充，则汗涌于肌表而经邪解；阴血下润，则秽泄于二便而腑邪出，故火邪溢于阳明经，冲生地汁于白虎汤中，战汗而顿解；邪热入于阳明腑，冲生地汁于陷胸汤中，便通而自退；更有火生痰，痰生火，交结于中，和生地汁于竹油、姜汁中则谵语直视等症即除。如无生地，可用干地黄，滚水浸透，绞汁冲服，防其泥滞，加枳壳或川贝疏之。且气道通，邪气外达，而病自霍然。近人多以生地为补剂，又疑妨胃，畏不敢用，即用之，亦一、二钱而止，五、六钱而止。入诸药同煎，半成熟地，使邪滞于内而莫出，泥于膈而胃闭，遂视此为害人之品，禁不入方，致令胃阴枯涸，多有不可救药者，亦由用之不善也。

（8）《本草正义》：《名医别录》生地黄一条，云大寒，则以新采得者而言，故结以"皆捣饮之"四字，谓捣饮其自然汁也。较之干者已经日曝，自有不同。其治鼻衄吐血者，指气火升腾，挟血上逆，妄行汹涌而言，如大吐大脑之属于气火有余者，是宜以大寒直折其逆上之势，而下血溺血之实症火症，亦同此例。若云血已多，火焰已减，即非所宜；而所失太多，气营两惫者，更无您用大寒之理。又谓主妇人崩中血不止，则血崩一症，多属冲任无权，下元失其固摄之力，虚症极多，实火绝少，必无纯事寒凉，可以止崩之法。盖请失血之宜于甘寒清火者，惟阴虚火动，邪焰鸱张，而正气未衰，脉洪神旺之时，可以寒凉灌溉，先去其凭依之势；一至所失不少，纵有余火未熄，总之形神已馁，脉象已虚，即非一味清凉，所可奏绩。若更形消色夺，气怯神疲，则虚惫之余，固摄扶元，犹惧不逮，又安可寒凉无忌，更其正。况乎大寒止血，更必有血凝积瘀之害。虽曰地黄散瘀，是其特长，或尚不至积寒生痰；然大寒之性，必非通治诸股失血，无往不宜，《名医别录》所言，似嫌呆板，必不可泥。乃更以主治产后血上薄心闷绝，则气逆上冲，法宜降逆逐瘀，亦非甘寒所宜；纵曰此物果能破疯，而大寒二字，终非新产通用之品，亦当存疑，未敢轻信。又主胎动下血，则症与崩中近是，亦难泛用，又接以胎不落三字，则指胎元已坏，欲堕未堕者言。以为破血下胎之用，盖古入固以鲜地为逐瘀破导品也。又主堕坠折，瘀血留血，是亦古人用以破瘀之常；北齐徐氏之才，亦有鲜生地散血之说。颐谓伤瘀发肿发热，用以外治，清热定痛，散瘀之功，固不可没；若内伤有瘀，则恐非大寒之性，所能破导者也。

（9）《名医别录》：主妇人崩中血不止，及产后血上薄心、闷绝，伤身、胎动下血、胎不落，堕坠碗折，瘀血留血，鼻衄吐血，皆捣饮之。

（10）《药性论》：解诸热，破血，通利月水闭绝，亦利水道，捣薄心腹，能消瘀血。病人虚而多热，加而用之。

（11）《食疗本草》：主齿痛，吐血，折伤。

（12）《四声本草》：黑须发。

（13）《医学启源》：凉血，（润）皮肤燥，去诸湿。酒浸上行。

（14）《药类法象》：凉血，补血，补肾水真阴不足。

（15）《本草从新》：泻小肠火，清燥金，平诸血逆，消瘀通经。治吐衄崩中，热毒痢疾，肠胃如焚，伤寒瘟疫痘证，诸大热、大渴引饮，折跌绝筋，利大小便。

2. 木通：始见于《神农本草经》。为木通科植物木通 *Akebia quinata* (Thunb.) Decne.、三叶木通 *Akebia trifoliate* (Thunb.) Koidz..或白木通 *Akebia trifoliate* (Thunb.) Koidz. var. *australis* (Diels) Rehd. 的干燥藤茎。木通主产于陕西、山东、江苏、安徽等地；三叶木通主产于河北、山西、山东、河南等地；白木通主产于西南地区。秋季采收，截取茎部，除去细枝，阴干即可，洗净润透，切片，晒干，生用。

［性能］苦，寒。有毒。归心、小肠、膀胱经。

［功效］利尿通淋，清心火，通经下乳。

［应用］

（1）热淋涩痛，水肿。本品能利水消肿，下利湿热，使湿热之邪下行从小便排出。治疗膀胱湿热，小便短赤，淋沥涩痛，常与车前子、木通等配用；用于水肿，则配以猪苓、桑白皮等同用。

（2）口舌生疮，心烦尿赤。本品能上清心经之火，下泄小肠之热。常治心火上炎，口舌生疮，或心火下移下肠而致的心烦尿赤等症，多与生地黄、甘草、竹叶等配用。

（3）经闭乳少。本品通经下乳。用治血瘀经闭，配红花、桃仁、丹参等同用；若用治乳汁短少或不通，可与王不留行、穿山甲等同用；本品还能利血脉，通关节，配桑枝、薏苡仁等同用，治疗湿热痹痛。

［用法用量］煎服，3～6g。

［使用注意］本品有毒，故用量不宜过大，也不宜久服，肾功能不全者及孕妇忌服，内无湿热者、儿童与年老体弱者慎用。

附药：关木通　川木通

1. 关木通　为马兜铃科植物东北马兜铃 *Aristo10chia manshuriensis* Kom. 的干燥藤茎。主产于吉林、辽宁、黑龙江等省。秋、冬二季采截，除去粗皮，晒干，洗净润透，切片，晒干，生用。性能苦，寒。有毒。归心、小肠、膀胱经。功能清心火，利小便，通经下乳。主要用于口舌生疮，心烦尿赤，水肿，热淋涩痛，经闭乳少，本品还能利血脉，通关节，治疗湿热痹痛。用量：煎服 3～6g.

关木通所含的马兜铃酸为有毒成分，过量应用，可以引起急性肾功能衰竭，甚至死亡。中毒的临床表现为：上腹部不适，继而呕吐、头疼、胸闷、腹胀隐痛、腹泻、或者面部浮肿、尿频、尿急、渐起周身浮肿，神智不清等。而中毒的主要原因是过量服用或久服。

关木通为我国东北地区习惯用药，历代本草未见记载。《中华人民共和国药典》（1963年版·一部）以关木通之名予以收载。木通药材品种，多而复杂，主要有关木通、川木通、木通和淮通四类，关木通为马兜铃科植物东北马兜铃的藤茎；川木通为毛茛科植物小木通、绣球藤等的藤茎；木通为木通科植物木通、三叶木通或白木通的藤茎；淮通为马兜铃科植物宝兴马兜铃的藤茎。据考证，我国历代本草所记载使用的木通则为木通科木通，而非现在使用的关木通。考虑到关木通有引起肾脏损害等不良反应的作用。故在一般处方中建议用木通或川木通代替关木通。

2. 川木通　为毛茛科植物小木通 *Clematis armandii* Franch.、或绣球藤 *Clematis montana Buch. – Ham.* 的干燥藤茎。春、秋二季采收。除去

粗皮，晒干，或趁鲜切薄片，晒干。性能淡、苦，寒。归心、肺、小肠、膀胱经。效用与关木通相似，亦用治水肿，淋证，口疮，经闭，乳少，关节痹痛。但川木通副作用小。用量，煎服 3～6g。

〔古籍摘要〕

（1）《神农本草经》：气味辛、平，无毒，主除脾胃寒热，通利九窍血脉关节，令人不忘，去恶虫。

（2）《药性论》：主治五淋，开关格，治人多睡，主水肿浮大，除烦热。

（3）《日华子本草》：安心，除烦，止渴，退热，治健忘，明耳目，治鼻塞，通小肠，下水，破积聚血块，排脓，治疮疖，止痛，催生下胞，女人血闭，月侯不匀，天行时疾，头痛目眩，赢劳乳结，及下乳。

（4）《药性赋》：其用有二：泻小肠火积而不散，利小肠热闭而不通。

（5）《药类法象》：气平，味甘。主小便不通，导小肠中热。

（6）《本草纲目》：手厥心包，手足太阳小肠膀胱之药也。故上能通心清肺，治头痛、利九窍；下能泄湿热，利小便，通大便，治遍身拘痛。

（7）《景岳全书》：能利九窍，通关节，消浮肿，清浮肿，清火退热，除烦泻黄疸，治耳聋目痛，天行时疾，头痛鼻塞目眩，泻小肠火郁，利膀胱热淋，导痰湿呕哕，消痈肿壅滞，热毒恶疮，排脓止痛，通妇人血热经闭，下乳汁，消乳痈血块，催生下胎。

（8）《得配本草》：苦、淡、平。入手厥阴、手足太阳经气分。泄三焦之邪热而归小肠，通九窍之血脉而利关节。治水肿浮大，疗君火上炎，催生下乳，退喉痹去脾疸，理鼻齆，开耳聋，散痈肿。

（9）《本草新编》：逐水气，利小便，亦佐使之药，不可不用，又不可多用，多用则泄人元气。

3. 竹叶：首见《名医别录》。为禾本科植物淡竹 *Phyl10stachys nigra*（10dd.）Munro var. *henonis*（Mitf.）Stapf ex Rendle 的叶。其卷而未放的幼叶，称竹叶卷心。产于长江流域各省。随时可采，宜用鲜品。

〔性能〕甘、辛、淡，寒。归心、胃、小肠经。

〔功效〕清热泻火，除烦，生津，利尿。

〔应用〕

（1）热病烦渴。本品甘寒入心经，长于清心泻火以除烦，并能清胃生津以止渴，可用治热病伤津，烦热口渴，常配石膏、知母、玄参等药用，如清瘟败毒饮（《疫疹一得》）。若配人参、麦冬等用，可治热病后期，余热未清，气津两伤之证，如竹叶石膏汤（《伤寒论》）。本品轻清，兼能凉散上焦风热，配金银花、连翘、薄荷等，可用治外感风热，烦热口渴，如银翘散（《温病条辨》）。

（2）口疮尿赤。本品上能清心火，下能利小便，上可治心火上炎之口舌生疮，下可疗心移热于小肠之小便短赤涩痛，常配木通、生地黄等药用，如导赤散（《小儿药证直诀》）。

竹叶卷心清心泻火作用更强，多用于温病热陷心包，神昏谵语之证，常配玄参、莲子心、连翘心等用，如清宫汤（《温病条辨》）。

［用法用量］煎服，6～15g；鲜品15～30g。

［使用注意］阴虚火旺，骨蒸潮热者忌用。

［古籍摘要］

（1）《名医别录》：主胸中痰热，咳逆上气。

（2）《药性论》：主吐血热毒风，止消渴。

（3）《食疗本草》：主咳逆，消渴，痰饮，喉痹，除烦热。

（4）《日华子本草》：消痰，治热狂烦闷，中风失音不语，壮热，头痛头风，并怀妊人头旋倒地，止惊悸，温疫迷闷，小儿惊痫天吊。

（5）《本草纲目》：煎浓汁，漱齿中出血，洗脱肛不收。

（6）《本草正》：退虚热烦躁不眠，止烦渴，生津液，利小水，解喉痹，并小儿风热惊痫。

（7）《重庆堂随笔》：内熄肝胆之风，外清温暑之热，故有安神止痉之功。

（8）《本草再新》：凉心健脾，治吐血、鼻血，聪耳明目。

（9）《本草经疏》：阳明客热，则胸中生痰，痰热壅滞，则咳逆上气。竹叶辛寒能解阳明之热结，则痰自消，气自下，而咳逆止矣。仲景治伤寒发热大渴，有竹叶石膏汤，无非假其辛寒散阳明之邪热也。

（10）《药品化义》：竹叶清香透心，微苦凉热，气味俱清。经曰，治温以清，专清心气，味淡利窍，使心经热血分解。主治暑热消渴，胸中热痰，伤寒虚烦，咳逆喘促，皆用为良剂也。又取气清入肺，是以清气分之热，非竹叶不能，凉血分之热，除柏叶不效。

（11）《本草求真》：竹叶据书皆载凉心缓脾，清痰止渴，为治上焦风邪烦热，咳逆喘促，呕哕吐血，一切中风惊痫等症，无非因其轻能解上，辛能散郁，甘能缓脾，凉能入心，寒能疗热故耳。然大要总属清利之品，合以石膏同治，则能解除胃热，而不致烦渴不止。竹生一年，嫩而有力者良。

4. 甘草：首见于《神农本草经》。为豆科植物甘草 *Glycyrrhiza*

uralensis Fisch.、胀果甘草 *G. inflata* Bat.、或光果甘草 *G. glabra* L. 的根及根茎。主产于内蒙古、新疆、甘肃等地。春、秋采挖，以秋采者为佳。除去须根，晒干，要厚片，生用或蜜炙用。

［性能］甘，平。归心、肺、脾、胃经。

［功效］补脾益气，祛痰止咳，缓急止痛，清热解毒，调和诸药。

［应用］

（1）心气不足，脉结代、心动悸。本品能补益心气，益气复脉。主要用于心气不足致而结代，心动悸者，如《伤寒类要》单用本品，主治伤寒耗伤心气之心悸，脉结代。若属气血两虚，宜与补气养血之品配伍，如炙甘草汤（《伤寒论》）以之与人参、阿胶、生地黄等品同用。

（2）脾气虚证。本品味甘，善入中焦，具有补益脾气之力。因其作用缓和，宜作为辅助药用，能"助参芪成气虚之功"（《本草正》），故常与人参、白术、黄芪等补脾益气药配伍用于脾气虚弱之证。

（3）咳喘。本品能止咳，兼能祛痰，还略具平喘作用。单用有效。可随证配伍用于寒热虚实多种咳喘，有痰无痰均宜。

（4）脘腹、四肢挛急疼痛。本品味甘能缓急，善于缓急止痛。对脾虚肝旺的脘腹挛急作痛或阴血不足之四肢挛急作痛，均常与白芍同用，即芍药甘草汤（《伤寒论》）。临床常以芍药甘草汤为基础，随证配伍用于血虚、血瘀、寒凝等多种原因所致的脘腹、四肢挛急作痛。

（5）热毒疮疡、咽喉肿痛及药物、食物中毒。本品还长于解毒，应用十分广泛。生品药性微寒，可清解热毒。用治热毒疮疡，可单用煎汤浸渍，或熬膏内服。更常与地丁、连翘等清热解毒、消肿散结之品配伍。用治热毒咽喉肿痛，宜与板蓝根、桔梗、牛蒡子等清热解毒利咽之品配伍。本品对附子等多种药物所致中毒，或多种食物所致中毒，有一定解毒作用。对于药物或食物中毒的患者，在积极送医院抢救的同时，可用本品辅助解毒救急。

（6）调和药性。本品在许多方剂中都可发挥调和药性的作用：通过解毒，可降低方中某些药（如附子、大黄）的毒烈之性；通过缓急止痛，可缓解方中某些药（如大黄）刺激胃肠引起的腹痛；其甜味浓郁，可矫正方中药物的滋味。

［用法用量］煎服，1.5～9g。生用性微寒，可清热解毒；蜜炙药性微温，并可增强补益心脾之气和润肺止咳作用。

［使用注意］不宜与京大戟、芫花、甘遂同用。本品有助湿壅气之弊，湿盛胀满、水肿者不宜用。大剂量久服可导致水钠潴留，引起浮肿。

[不良反应] 大剂量服用或小量长期服用本品，大约有20%的人可出现水肿、四肢无力、痉挛麻木、头晕、头痛、血压升高、低血钾等不良反应；老年人及患有心血管病、肾脏病者，易致高血压和充血性心脏病。长期服用甘草甜素可致非哺乳期妇女泌乳。

[古籍摘要]

(1)《汤液本草》：附子理中用甘草，恐其僭上也；调胃承气用甘草，恐其速下也；二药用之非和也，皆缓也。小柴胡有柴胡、黄芩之寒，人参、半夏之温，其中用甘草者，则有调和之意。中不满而用甘为之补，中满者用甘为之泄，此升降浮沉也。凤髓丹之甘，缓肾急而生元气，亦甘补之意也。经云，以甘补之，以甘泻之，以甘缓之。所以能安和草石而解诸毒也。于此可见调和之意。夫五味之用，苦直行而泄，辛横行而散，酸束而收敛，咸止而软坚，甘上行而发。如何《本草》言下气？盖甘之味有升降浮沉，可上可下，可内可外，有和有缓，有补有泄，居中之道尽矣。

(2)《本草衍义补遗》：甘草味甘，大缓诸火。下焦药少用，恐大缓不能直达。

(3)《本草汇言》：甘草，和中益气，补虚解毒之药也。健脾胃，固中气之虚羸，协阴阳，和不调之营卫。故治劳损内伤，脾气虚弱，元阳不足，肺气衰虚，其甘温平补，效与参、芪并也。又如咽喉肿痛，佐枳实、鼠粘，可以清肺开咽；痰涎咳嗽，共苏子、二陈，可以消痰顺气。佐黄芪、防风，能运毒走表，为痘疹气血两虚者，首尾必资之剂。得黄芩、白芍药，止下痢腹痛；得金银花、紫花地丁，消一切疔毒；得川黄连，解胎毒于有生之初；得连翘，散悬痈于垂成之际。凡用纯热纯寒之药，必用甘草以缓其势，寒热相杂之药，必用甘草以和其性。高元鼎云，实满忌甘草固矣，若中虚五阳不布，以致气逆不下，滞而为满，服甘草七剂即通。

(4)《本草通玄》：甘草，甘平之品，独入脾胃，李时珍曰能通入十二经者，非也。稼穑作甘，土之正味，故甘草为中宫补剂。《名医别录》云，下气治满，甄权云，除腹胀满，盖脾得补则善于健运也。若脾土太过者，误服则转加胀满，故曰脾病人毋多食甘，甘能满中，此为土实者言也。世俗不辨虚实，每见胀满，便禁甘草，何不思之甚耶？

(5)《本草正》：甘草，味至甘，得中和之性，有调补之功，故毒药得之解其毒，刚药得之和其性，表药得之助其外，下药得之缓其速。助参、芪成气虚之功，人所知也，助熟地疗阴虚之危，谁其晓焉。祛邪热，坚筋骨，健脾胃，长肌肉。随气药入气，随血药入血，无往不可，故称国老。惟中满者勿加，恐其作胀；速下者勿入，恐其缓功，不可不知也。

（6）《药品化义》：甘草，生用凉而泻火，主散表邪，消痈肿，利咽痛，解百药毒，除胃积热，去尿管痛，此甘凉除热之力也。炙用温而补中，主脾虚滑泻，胃虚口渴，寒热咳嗽，气短困倦，劳役虚损，此甘温助脾之功也。但味厚而太甜，补药中不宜多用，恐恋膈不思食也。

（7）《本草备要》：甘草，胡洽治痰癖，十枣汤加甘草；东垣治结核，与海藻同用；丹溪治痨瘵，莲心饮与芫花同行；仲景有甘草汤、甘草芍药汤、甘草茯苓汤、炙甘草汤，以及桂枝、麻黄、葛根、青龙、理中、四逆、调胃、建中、柴胡、白虎等汤，无不重用甘草，赞助成功。即如后人益气、补中、泻火、解毒诸剂，皆倚甘草为君，必须重用，方能建效，此古法也。奈何时师每用甘草不过二三分而止，不知始自何人，相习成风，牢不可破，附记于此，以正其失。

（8）《本经疏证》：《伤寒论》、《金匮要略》两书中，凡为方二百五十，用甘草者，至百二十方。非甘草之主病多，乃诸方必合甘草，始能曲当病情也。凡药之散者，外而不内（如麻黄、桂枝、青龙、柴胡、葛根等汤）；攻者，下而不上（如调胃承气、桃仁承气、大黄甘草等汤）；温者，燥而不濡（四逆、吴茱萸等汤）；清者，洌而不和（白虎、竹叶石膏等汤）；杂者，众而不群（诸泻心汤、乌梅丸等）；毒者，暴而无制（乌梅汤、大黄䗪虫丸等），若无甘草调剂其间，遂其往而不返，以为行险侥幸之计，不异于破釜沉舟，可胜而不可不胜，讵诚决胜之道耶？金创之为病，既伤，则患其血出不止，既合，则患其肿壅为脓。今曰金创肿，则金创之肿而未脓，且非不合者也。《千金方》治金创多系血出不止，箭镞不出，故所用多雄黄、石灰、草灰等物，不重甘草。惟《金匮要略》王不留行散，王不留行、蒴藋细叶、桑东南根，皆用十分，甘草独用十八分，余皆更少，则其取意，正与《神农本草经》吻合矣。甘草所以宜于金创者，盖暴病则心火急疾赴之，当其未合，则迫血妄行。及其既合，则壅结无所泄，于是自肿而脓，自脓而溃，不异于痈疽，其火势郁结，反有甚于痈疽者。故方中虽已有桑皮之续绝合创，王不留行之贯通血络者，率他药以行经脉、贯营卫，又必君之以甘草之甘缓解毒，泻火和中。浅视之，则曰急者制之以缓，其实泄火之功，为不少矣。甘草之用生、用炙，确有不同，大率除邪气、治金创、解毒，皆宜生用。缓中补虚、止渴，宜炙用，消息意会之可矣。

（9）《本草正义》：甘草大甘，其功止在补土，《神农本草经》所叙皆是也。又甘能缓急，故麻黄之开泄，必得甘草以监之，附子之燥烈，必得甘草以制之，走窜者得之而少敛其锋，攻下者得之而不伤于峻，皆缓之作用也。然若病势已亟，利在猛进直追，如承气急下之剂，则又不可加入甘草，以缚贲育之手足，而驱之战阵，庶乎所向克捷，无投不利也。又曰，中满者忌甘，呕家忌甘，酒家亦忌甘，此诸证之不宜甘草，夫人而知之矣；然外感未清，以及湿热痰饮诸证，皆不能进甘腻，误得甘草，便成满闷，甚且入咽即呕，惟其浊腻太甚故耳。又按甘草治疮疡，王海藏始有此说，李氏《本草纲目》亦曰甘草头主痈肿，张路玉等诸家，皆言甘草节治痈疽肿毒。盖即从解毒一义而申言之。然痈疡之发，多由于湿热内炽，即阴寒之证，亦必寒湿凝滞为患，甘草甘腻皆在所忌。若泥古而投之，多致中满不食，则又未见其利，先见其害。

（10）李杲：甘草，阳不足者补之以甘，甘温能除大热，故生用则气平，补脾胃不足，而大泻心火；炙之则气温，补三焦元气，而散表寒，除邪热，去咽痛，缓正气，养阴血。凡心火乘脾，腹中急痛，腹皮急缩者，宜倍用之。其性能缓急，而又协和诸药，使之不争，故热药得之缓其热，寒药得之缓其寒，寒热相杂者，用之得其平。

二、导赤散的功效与主治

［功效］清心养阴，利水通淋。

［主治］心经热盛，症见心胸烦热，口渴面赤，意欲饮冷，以及口舌生疮；或心热移于小肠，症见小便持涩刺痛等症。现代常用于口腔炎、鹅口疮、小儿夜啼等属于心经有热者；急性泌尿系感染属于下焦湿热者，亦可以加减治之。

第三节　导赤散的临床应用及衍生方

（一）临床应用

导赤散原方载于《小儿药证直诀·卷下》，"治小儿心热。视其睡，口中气温，或合面睡，及上窜切牙，皆心热也。心气热，则心胸亦热，欲言不能，而有就冷之意，故合面睡"。而在后来的文献引载此方中，逐渐扩大了应用范围，例如：《太平惠民和剂局方》治疗心经内虚，邪热相乘，烦躁闷乱，小便赤涩淋痛，脐下满痛者。《普济方·婴孩》又用于小儿心热，小便赤涩，眼目赤痛者。而关于方中生地黄之作用，吴昆认为"凉心"，季楚重谓"培肾水"，王子接云"下利小肠"。从本方之证因分析，心经有热，与肾阴不足有关，方中生地黄既取其凉心，也赖其滋肾，因此吴谦的"滋肾凉心"之论，较为允当。

导赤散，以功能命名，赤色属心，导赤之含义在于导心经之热从小肠而出。在临床应用上，可用于一系列心经有热或心热下移于小肠之症状。例如心主神明，位于胸中，心经有热，神明被扰，可见心胸烦热；又手少阴心经之脉沿食管上行，经过咽部，若心火上炎，灼伤津液，可见口渴咽干、面赤饮冷等；心之苗在舌，火热之邪熏蒸于上，则见口舌生疮；心与小肠为表里之脏腑，心热下移小肠，可见小便赤涩，尿时刺痛灼热等。对于以上之证候，导赤散以清心利水立法。

若心火较盛，可加黄连以清心泻火；心热移于小肠，小便不通，可加车前子，赤茯苓以增强清热利水之功；阴虚较甚者，加麦冬增强清心养阴之力；小便淋涩明显，加萹蓄、瞿麦、滑石之属，以增强利尿通淋之效；出现血尿，可加白茅根、小蓟、旱莲草凉血止血。

在现代应用也很广泛。内科应用：导赤散内科可用于呼吸系统疾病、循环系统疾病、消化系统疾病、泌尿系统疾病、内分泌系统疾病、以及内科疑难杂症等。另外，外科、妇科、儿科、男科、五官科、皮肤科等也有很广泛的应用。特别是在儿科的运用，因为当初导赤散就是根据小儿的体质特点——"稚阴稚阳""纯阳之体"而设，所以治疗小儿的疾病就涉及的病种特别的广泛。

（二）衍生方

清心莲子饮（《太平惠民和剂局方》）

[组成] 黄芩　麦冬（去心）　　地骨皮　车前子　甘草（炙）各半两（15克）　石莲肉（去心）　　白茯苓　黄芪（蜜炙）　　人参各七钱半（22克）

[用法] 挫末，每服三钱（10克），水一盏半，煎取八分，去滓，水中沉冷，空心食前服（现代用法：亦可作煎服，用量按原方比例酌情加减）。

[功用] 益气阴，清心火，止淋浊。

[主治] 心火偏旺，气阴两虚，湿热下注。症见遗精淋浊，血崩带下，遇劳则发；或肾阴不足，口舌干燥，烦躁发热等。

第二章

古今医家的论述

吴昆：心与小肠为表里，故心热则小肠亦热，而令便赤。是方也，生地黄可以凉心，甘草梢可以泻热，佐之以木通，则直走小肠、膀胱矣。名曰导赤散者，导其丙丁之赤，有溺而泄也。(《医方考》)

季楚重：经云：两精相搏谓之神。是神也者，待心中之真液、肾中之真气以养也。故心液下交而火自降，肾气上承而水自生。前贤以生脉救真液，是治本不治标也；导赤散清邪火，是治标以固本也。钱氏制此方，意在制丙丁之火，必先合乙癸之治。生地黄凉而能补，直入下焦，培肾水之不足，肾水足则心火自降；尤虑肝木妄行，能生火以助邪，能制土以盗正，佐以甘草梢，下行缓木之急，即以泻心火之实，且治茎中痛；更用木通导小肠之滞，即以通心火之郁，是一治而两得者也。泻心汤用黄连，所以治实邪，实邪责木之有余，泻子以清母也；导赤散用地黄，所以治虚邪，虚邪责水之不足，壮水以制火也。此方凉而能补，较之苦寒伐胃，伤其生气者远矣。(录自《古今名医方论》)

王子接：导，引也。小肠一名赤肠，为形脏四器之一，禀气于三焦。故小肠失化，上为口糜，下为淋痛。生地入胃而能下利小肠，甘草和胃而下疗茎中痛，木通、淡竹叶皆轻清入腑之品，同生地、甘草，则能从黄肠导有形之热邪，入于赤肠，其浊中清者，复导引渗入黑肠而令气化，故曰导赤。(《绛雪园古方选注》)

吴谦等：赤色属心，导赤者，导心经之热从小肠而出，以心与小肠为表里也。然所见口糜舌疮，小便黄赤，茎中作痛，热淋不利等证，皆心移热于小肠之证，故不用黄连直泻其心，而用生地滋肾凉心，木通通利小肠，佐以甘草梢，取易泻最下之热，茎中之痛可除，心经之热可导也。此则水虚火不实者宜之，以利水而不伤阴，泻火而不伐胃也。若心经实热，须加黄连、竹叶，甚者更加大黄，亦釜底抽薪之法也。(《医宗金鉴·删补名医方论》)

汪绂：心热必遗小肠，暑淫必先中小肠。生地、竹叶以清其上，而木通、甘草梢以达于下，使暑热自小便出也。(《医林纂要探源》)

徐大春：心火不降，津液暗伤而热传小肠，故小肠涩痛，小水不快焉。生地滋阴壮水，木通降火利水，甘草缓阴中之痛，竹叶清膈上之热，使心火下降则津液四达，而小便自利，涩痛无不除矣。此清热利水之剂，为火热不降，小便涩痛之方。（《医略六书·杂病证治》）

张山雷：方以泄导小水为主，虽曰清心，必小溲黄赤短涩者可用。一本有黄芩，则清肺热，所以宣通水道之上源也。（《小儿药证直诀笺正》）

第三章

导赤散的现代理论研究进展

一、导赤散君药的确定

导赤散乃心经热盛或移于小肠所致。心火循经上炎，而见心胸烦热、面赤、口舌生疮；火热内灼，阴液耗伤，故见口渴，意欲饮冷；心与小肠相表里，心热移于小肠，泌别失职，乃见小便赤涩刺痛。心火上炎而有阴液不足，故治疗不宜苦寒直折，而宜清心与滋阴兼顾，利水以导热下行，使蕴热从小便而解。方中生地甘寒而润，入心肾经，凉血滋阴而制心火；木通苦寒，入心和小肠经，上清心经之火，下导小肠之热，两药相配，滋阴制火而不恋邪利水通淋而不伤阴，所以两者共为君药。

二、导赤散的用药特点

导赤散的用药主要有以下特点：①生甘草梢：导赤散中用生甘草梢可以清热解毒，调和诸药，还可以防止木通、生地黄之寒凉伤胃，而且原方中强调用"梢"，古有"直达"茎中止淋痛之说。②木通与生地黄等量：小儿为纯阳之体，阴气未充，心火亢盛，势必耗伤阴液，故在泻火的同时要顾及阴液。且方中木通性味苦寒，功能泻心火而利小便，苦可化燥伤阴，利水亦可以伤阴，方中木通与生地黄等量配伍，泻火而不伤阴，所以此乃有制之师。钱氏曾强调："小儿之脏腑柔弱，不可痛击"，故在处处顾护其正气，本方既本是此旨而做。即便如此，后世医家对此有不同的看法，如王孟英在《温热经纬》一书中说："生地、木通不应等份"，此说可以供参考。笔者认为在实际的临床中，要辨证论治，生地与木通的剂量灵活加减。

中 篇

临床应用

第一章

内 科 疾 病

第一节　呼吸系统疾病

支气管扩张

支气管扩张是指直径大于 2mm 中等大小的近端支气管由于管壁的肌肉和弹性组织被破坏所引起的异常扩张。主要症状为慢性咳嗽，咳大量的脓性痰和（或）反复咯血。患者多有童年麻疹、百日咳、或支气管肺炎等病史。随着人民生活得改善，麻疹、百日咳疫苗的预防接种，以及抗生素的应用，本病已经明显减少。

在治疗上，要控制感染，保持引流通畅，必要时手术治疗。在预防上要预防麻疹、百日咳及支气管肺炎等急慢性呼吸道感染，增强机体的免疫功能及抗病能力，积极治疗慢性鼻窦炎和扁桃体炎，注意防止异物误吸进气管，对预防支气管扩张具有重要的意义。

【临床应用】

郭氏[1]运用导赤散化裁治疗支气管扩张，效果显著，37 例中，男 31 例，女 6 例，年龄最小者 15 岁，最大者 67 岁，病程最短者 1 周，最长者 3 个月。方药组成：生地 12g，木通 5g，竹叶 10g，甘草 6g，桑白皮 15g，焦山栀、连翘、瓜蒌皮各 9g。水煎服，日 1 剂，早晚分服。加减：肝火犯肺者加黛蛤散、冬瓜仁，燥邪犯肺者加麦冬、麻仁，气阴两亏者加麦冬、五味子。7 天为 1 个疗程。结果：治愈 29 例，好转 8 例，全部有效。服药最多 28 剂，最少 7 剂，平均 17 剂。

【病案举例】

张某某，男，45 岁。恙由郁闷，咳痰咯血已 6 天，初为鲜红色纯血，今日咯出紫暗色夹有黏痰，咳嗽胸膺疼痛，心烦口干欲饮，小便短赤，大便干燥，舌尖红苔薄有齿痕，脉细数，X 线胸片示：慢性支气管炎、支气管扩张。此乃心肺郁热，灼伤肺络，治宜导赤清心。方用导赤散加味（生地 12g，木通 5g，竹叶 10g，甘草 6g，桑白皮 15g，焦山栀、连翘、瓜蒌皮各 9g），7 剂后，痰仍带血丝，胸闷烦热大减，守原方加侧柏叶再服 7 剂，诸恙得平。

按：心肺同居上焦，膈膜相连，《儒门事亲》曰："心肺两间中，有斜膈膜，下际内达横膈膜，故心移热于肺。"心属火，肺属金，心热亦易传于肺，心有郁热，化火久伤络，故咳痰带血，治宜解郁热，散癖结。方用导赤散清心泻火以凉血，加桑白皮、瓜蒌皮、栀子、连翘清热化痰以安肺。正如《丹溪心法》所云："心清则小便自利，心平则血不妄行"，郁热宣清，血热自宁，该方用药轻清灵动，符合"治上焦如羽，非轻不举"之意，故收效迅速。[1]

第二节　循环系统疾病

一、病毒性心肌炎

病毒性心肌炎是由于病毒感染所引起的以心肌病变为主的实质性病变和以间质为主的间质性病变。病毒性心肌炎患者的临床表现常取决于病变的广泛程度，轻重变异很大，可以完全没有症状，也可以猝死。

多数患者在发病前有发热、全身酸痛、咽痛、腹泻等症状，反映全身性病毒感染，但也有部分患者原发病症状轻而不显著，须仔细追问方被注意到，而心肌炎症状则比较显著。心肌炎患者常诉胸闷、心前区隐痛、心悸、乏力、恶心、头晕。临床上诊断的心肌炎中，90% 左右以心律失常为主诉或首见症状，其中少数患者可由此而发生昏厥或阿－斯综合征。极少数患者起病后发展迅速，出现心力衰竭或心源性休克。

【临床应用】

周氏[2]等以导赤散为主方治疗病毒性心肌炎 56 例，效果较为满意。94 例随机分为治疗组 56 例，对照组 38 例。治疗组：男 31 例，女 25 例。年龄 13～20 岁 20 例，21～30 岁 24 例，31～40 岁 8 例，40 岁以上 4 例；对照组：男 21 例，女 17 例。年龄 13～20 岁 11 例，21～30 岁 18 例，31～40 岁 6 例，40 岁以上 3 例。导赤散为基本方：生地20g，木通6g，甘草梢6g，竹叶10g。加减方法：胸闷加丹参、川芎、枳实；心悸加酸枣仁、茯神、远志；气急、乏力加万年青根、北五加皮、太子参；心前区痛加赤芍、三七、玄胡索、红花；早搏加大甘草剂量，可用至20g；身热、口干酌加银花、连翘、板蓝根、玉竹、麦冬等。每日 1 剂，水煎分 2 次服。3 个月为 1 个疗程，可连用 2 个疗程。追踪观察 6 个月。对照组：用ATP 40mg，辅酶A 100U，肌苷400mg，加入 5%～10% 葡萄糖液静脉滴注，每日 1 次；维生素C 200mg，每日 3 次口服，或辅酶Q10 40mg，每日 3 次口服。疗程同治疗组。2 个疗程结束后，治疗组痊愈42

例（75.00%），好转 11 例（19.64%），无效 3 例（5.36%）。对照组痊愈 16 例（42.11%），好转 9 例（23.68%），无效 13 例（34.21%）。治疗组总有效率为 94.64%，优于对照组的 65.79%。$P < 0.05$，有显著性差异。

二、原发性高血压

原发性高血压是以血压升高为主要临床表现的综合征，通常简称为高血压。目前，我国采用国际上统一的标准，即收缩压≥140mmHg 和（或）舒张压≥90mmHg 即诊断为高血压。根据血压增高的水平，可进一步分为高血压第 1、2、3 级。高血压是多种心、脑血管疾病的重要病因和危险因素，影响重要脏器例如心、脑、肾的结构和功能等，从而导致这些器官的功能衰竭，迄今为止仍是心血管疾病死亡的最主要的原因之一。

原发性高血压的并发症主要有：高血压危象、高血压脑病、脑血管疾病、心力衰竭、慢性肾功能衰竭等。原发性高血压经过治疗使血压控制在正常范围内，可使脑卒中、心力衰竭发生率和病死率降低，使肾功能得以保持甚至改善。近年来的研究进一步提示，经降压治疗可能使冠心病病死率降低。因此，对原发性高血压治疗的目标应该是：降低血压，使血压降至正常范围；防止或减少新脑血管及肾脏并发症，降低病死率和病残率。西医目前常用的将血压的药物可以归纳为五大类：利尿剂、β 受体阻滞剂、钙通道阻滞剂、血管紧张素转换酶抑制剂和血管紧张素 Ⅱ 阻滞剂。中医学主要是辨证论治。

【病案举例】

李某某，男，55 岁。1985 年 11 月 22 日入院，住院号：9151。患"原发性高血压"已 10 年余，经用各种中西药治疗，仍经久不愈。刻诊：头晕目眩、心烦眠差、口苦、口渴不欲饮、口唇干燥、舌尖红苔薄黄、脉寸口小数。血压：180/102mmHg，证属心阳暴张，血气并走于上。治当清心导热，安神降压。用导赤散加味：生地 20g、木通 15g、竹叶 10g、泽泻 12g、连翘 10g、丹参 15g、泡参 15g、夜交藤 15g、甘草 3g。服上方 2 剂后，心烦眠差好转，诸症亦有减轻，血压降至 160/88mmHg。仍用上方加钩藤 15g、菊花 12g、牛膝 10g。服 2 剂后，血压未上升，脉寸口小数消失，口唇转润。仍用上方加麦冬 15g。又服 2 剂后诸症悉除，血压一直稳定在 160/88mmHg 左右。乃改用天王补心丸，每日服 3 次，一次服 10g 善后。随访两月，血压从未升高过。[3]

第三节　泌尿系统疾病

一、急性肾小球肾炎

急性肾小球肾炎（简称急性肾炎）又称急性肾炎综合征，是一种常见的肾脏疾病。该病大多数急性起病，临床表现为血尿、蛋白尿、高血压、水肿、少尿，并可伴有一过性氮质血症。急性肾小球肾炎常见于感染之后，尤其是链球菌感染，而其他细菌、病毒及寄生虫感染亦可以引起。其中急性肾小球肾炎的发病机制并不完全清楚，其中大部分病例为循环免疫复合物肾炎，抗原抗体形成免疫复合物沉积于肾小球，从而引起一系列的炎症反应，损伤肾脏。免疫病理检查可见 IgG 及 C3 沉积于系膜区与毛细血管壁。急性肾炎大多为良性自限性疾病，但是也有部分病例发展为慢性肾小球肾炎。

急性肾小球肾炎根据其临床表现，属于中医的"风水"、"水肿"、"尿血"等范畴。中医病机特点：缘于肾气的不足，或平素体虚，肾元亏虚，外感六淫（以风寒、风热、风湿为主）之邪；或疮毒内侵，使肺、脾、肾三脏功能失调，三焦气化不利而发。急性肾炎预后一般大多良好，因此常常采用卧床休息、低盐饮食等一般治疗和采用抗炎、利尿、降压等对症治疗。

【临床应用】

卢氏[4]用麻黄连翘赤小豆汤合导赤散治疗急性肾小球肾炎 66 例，收到满意的疗效。在 66 例病人中，男性 42 例，女性 24 例；年龄最小 7 岁，最大 46 岁；门诊治疗 56 例，住院治疗 10 例。临床症状：水肿明显者 48 例，少尿者 22 例，血压升高者 18 例，尿检均发现蛋白尿及血尿，其中尿蛋白（＋＋＋～＋＋＋＋）28 例，尿蛋白（＋～＋＋）38 例，尿红细胞（少量～＋＋）46 例，尿红细胞（＋＋＋～＋＋＋＋），甚至肉眼血尿者 20 例。门诊 56 例均中药治疗，住院 10 例以中药治疗为主，加用抗生素等。麻黄连翘赤小豆汤合导赤散为基本方：炙麻黄、连翘、桑白皮、淡竹叶、木通各 10g，赤小豆 30～60g，生地 12g，甘草梢 6g。加减法：外感风热者，加生石膏 30g、银花 15g、牛蒡子 10g；外感风寒者，加荆芥、防风、桂枝各 10g；水肿严重者，加茯苓皮 15g、大腹皮 15g、干蟾皮 10g；血尿严重者，加白茅根 30g、藕节 30g、大小蓟各 10g；血压升高者，加钩藤 10g、珍珠母 30g；尿量减少者，加车前子 30g、泽泻 15g；蛋白尿多者，加玉米须 60g、生黄芪 20g。治疗结果：治愈（临床症状消失，尿检蛋白（－），红细胞 0～2/HP，3 个月后随访无复发）47 例，显效（临床症状消失，尿检蛋白痕迹，红细胞（＋）以内）13 例，无效（临床症状无好转，实验室检查有肾功能损害，后并发为肾病综合征）6 例。服药时间最短 15 天，最长 45 天。

【病案举例】

方某，男，22 岁，1988 年 5 月 3 日初诊。患者于半个月前感畏寒发热，伴有咽痛、咳嗽。因热势不甚高，未予治疗。2 天前突然发热畏寒加重，眼睑及双下肢明显浮肿，小便不利，咽喉肿痛，肢节酸楚，舌质红，脉浮数。检查：体温 38.6℃，血压 150/90mmHg，血白细胞 11.2×10⁹/L，尿蛋白（＋＋＋）、红细胞（＋＋）、白细胞（＋）。诊断：急性肾小球肾炎，外感风热证。处方：炙麻黄 10g，连翘 15g，赤小豆 30g，桑白皮 12g，生石膏 30g，淡竹叶 10g，生地 12g，木通 10g，银花 15g，牛蒡子 10g，大腹皮 15g，甘草 5g。服 5 剂后，热退身凉，咽痛缓解，眼睑及双下肢浮肿渐退，小便增多。上方去生石膏、银花，加白茅根 30g，陈皮 10g，连服 15 剂后复查，诸症皆瘥，血压 130/80mmHg，血白细胞 6.4×10⁹/L，尿蛋白（－）、红细胞 0～1/HP、白细胞（－）。3 个月后随访无复发。

按：急性肾小球肾炎，中医大多归属于水肿、风水范畴。其机制多为外感风热或风寒之邪，内客于肺，肺失宣降，水道不利，湿浊滞留，湿热壅结，流溢肌肤而发为水肿。治疗当以祛风清热、利湿消肿为主。麻黄连翘赤小豆汤本为表里双解之剂，运用于湿热内盛兼有表证者，合导赤散清热利水之功更强，再加上加减适宜，故临床上能收满意疗效。[4]

二、慢性肾小球肾炎

慢性肾小球肾炎简称慢性肾炎，系指蛋白尿、血尿、高血压、水肿为基本的临床表现，故又称慢性肾炎综合症。引起方式各有不同，病情迁延，病变缓慢进展，可以不同程度的肾功能减退，最终将发展为慢性肾衰竭的一组肾小球病。典型病例以青年男性患者多见。目前多数慢性肾炎的病因尚不清楚，大部分慢性肾炎并非由急性肾小球肾炎演变而来。其病理变化通常认为与免疫介导有关，体液免疫在肾炎发病机制中作用已经得到公认，细胞免疫在某些类型肾炎中重要作用也得到了公认。遗传和免疫遗传因素在人体对肾小球肾炎的易感性近年来以受到普遍关注。

慢性肾炎根据其临床表现属于中医学的"水肿"、"虚劳"、"腰痛"、"尿血"等范畴。中医学认为本病的发生既有先天因素，又有后天因素；既有外邪诱发，又有脾、肺、肾三脏的亏虚，在诸多因素的共同作用下发病、发展、恶化。

治疗上慢性肾炎的目的为改善症状，延缓肾功能衰竭，常用方法有控制血压，降低蛋白质，纠正高脂血症及血液黏滞性过高，必要时再选用免疫抑制剂。

【临床应用】

赵某，男，20岁，患慢性肾炎，血尿，1年余，时轻时重。诊时见口苦纳呆，倦怠身困，头重如裹，尿短而赤，面浮足肿，舌红苔黄腻，脉滑而数，尿常规：蛋白（＋），红细胞（＋＋＋＋），脓球（＋）。辨为外感水湿邪毒，久蕴化热，邪热下迫，伤及血分。治以清热利尿，凉血止血。方选导赤散加味：生地15g，木通10g，滑石30g，车前子（另包）15g，茅根15g，小蓟30g，紫草15g，地榆15g，竹叶25g，荆芥炭10g，甘草5g。服药5剂，症状减轻，尿量增加，尿色微黄，浮肿减轻，尿检：蛋白（＋），红细胞（＋＋），后以本方稍增损，连服20剂，诸症消失，尿检：蛋白（－），红细胞少许。随访半年未复发。[5]

三、隐匿性肾小球炎血尿

隐匿性肾小球肾炎也称为无症状性血尿或（和）蛋白尿，患者无水肿、高血压及肾功能损害，而仅仅表现为肾小球源性血尿（和）蛋白质尿的一组身形起病。通常包括：①无症状性血尿；②无症状性血尿和蛋白尿；③无症状性蛋白尿等三种情况。它是一组病因、发病机制及病理类型不同的肾小球疾病。多数患者往往是在尿化验检查时候才发现本病。

无症状性血尿和蛋白尿可见于多种原发性肾小球疾病，如肾小球轻微病变、轻度系膜增生性肾炎、局灶增生性肾炎及IgA肾病，甚者可见于早期膜性肾病。

本病临床症状不明显，部分患者可出现肉眼血尿、腰酸痛，故属于中医学的"血尿"、"腰痛"等范畴。西医在治疗上认为本病无需特殊的药物治疗，亦无有效治疗的方法，但总的预后良好，平时应该注意避免感冒和过度疲劳。而中医主要是辨证论治，具体问题具体分析。

【临床应用】

张氏[6]以凉血活血法治疗阴虚湿热型隐匿性肾炎单纯性血尿20例，取得较好疗效，并与单纯用西药治疗的20例进行对照。按就诊顺序随机分为两组，治疗组20例中，男12例，女8例；平均年龄34.2岁；

平均病程 2.5 年；对照组 20 例中，男 11 例，女 9 例；平均年龄 35.3 岁；平均病程 2.8 年；两组年龄、性别、临床症状、体征、病程均无明显差异（*P* > 0.05），具有可比性。对照组口服潘生丁每日 75 ~ 150mg，每日 3 次；复方芦丁片 2 片，每日 3 次。有上呼吸道感染者予以抗生素治疗。治疗组予以凉血活血化瘀中药治疗。处方：生地 30g，竹叶 10g，甘草 6g，赤芍 15g，川芎 10g，桃仁 10g，红花 10g，通草 6g。每日 1 剂，水煎两次，分上、下午内服。临证加减：外感咽痛者加银花、连翘、鱼腥草；血尿明显者加大蓟、小蓟、茅根、仙鹤草；口干、多饮、阴虚明显者加女贞子、枸杞；湿热甚者加蛇舌草、萹蓄、瞿麦；肾虚腰痛者加杜仲、续断。两组患者均治疗 6 个月。治疗组 20 例中，显效 13 例（65%），有效 5 例（25%），无效 2 例（10%），总有效率为 90%。对照组 20 例中，显效 3 例（15%），有效 5 例（25%），无效 12 例（60%），总有效率为 40%。治疗组显效率及总有效率均明显优于对照组。

四、IgA 肾病

IgA 肾病是指肾组织免疫荧光检查在肾小球系膜区以 IgA 或 IgA1 沉积为主的原发性肾小球疾病，其特征是反复发作性肉眼血尿或镜下血尿，其诊断的确立依据是肾活检。IgA 肾病是反复发生的肾小球性血尿的最常见的病因，亦是我国最常见的肾小球疾病，占原发性肾小球肾病疾病的 38% ~ 49%。本病好发于青少年，其中男性多见。

IgA 肾病属于中医学的"尿血"、"腰痛"的范畴。在治疗上要避免抗原的侵入，调节异常的免疫功能，重视肾小球损伤的调理，清除循环中 IgA 免疫复合物等。

【病案举例】

陈某，女，35 岁，工人。患者 2 年前上呼吸道感染后出现肉眼血尿，尿呈洗肉水样，伴尿频、尿急、腰痛。当时住院治疗，经肾活检诊为 IgA 肾病。治疗后病情缓解出院，在门诊继续治疗。刻诊：尿频、尿急，无尿痛，夜尿多，腰痛，乏力，心烦，手足心热，食欲不振，大便略干。查体：面色少华，双下肢轻度浮肿，舌尖红，苔薄白，脉细数。尿检：隐血（+ + +），蛋白（+ + +）。中医诊断：血证（尿血）。证属阴虚内热，下焦湿热。治宜滋阴清热，利尿通淋。药用：生地黄 15g，竹叶 6g，甘草 6g，木通 3g，金银花 15g，赤、白芍药各 15g，瞿麦 15g，萹蓄 15g，滑石 15g，灯心草 10g，党参 15g，扁豆 15g。日 1 剂，水煎服。1 周后复诊，尿频、尿急症状明显减轻。连服 3 周后，尿常规隐血（＋）。[7]

按：导赤散加入甘寒清热的金银花及赤芍药、白芍药增强化阴清热之功。因湿热在下焦，加用滑石、瞿麦、萹蓄、灯心草加强利水通淋功效。因血尿伤其正气，加入党参、扁豆顾护脾胃正气。

五、尿路感染

尿路感染（简称尿感）是有病原菌侵犯尿路所引发的炎症性病变，是常见的感染性疾病。尿路感染常分为下尿路感染（膀胱炎、尿道炎及前列腺炎等）与上尿路感染（输尿管炎、肾盂炎及肾盂肾炎等）。下尿路感染可单独存在，而上尿路感染则一般都伴有下尿路感染，两者统称为尿路感染。本病女性发病率显著高于男性，以女性儿童，新婚期和妊娠期较易发病，成年女性与男性发病之比为 10∶1，但是在 65 岁后，男性发病率迅速上升。

尿路感染临床以尿频、尿急、尿痛，偶有血尿、腰痛为主要症状，部分患者可有寒战、发热、恶心、呕吐等，属于中医学的"淋证"、"腰痛"、"尿血"等病的范畴。

在治疗上，西医认为，控制感染途径，提高机体的防御能力，消除尿路梗阻、膀胱输尿管返流、器械损伤、尿路器械检查等易感因素，是减少诱发尿感和使尿感易于上行的重要因素。主要采用全身治疗、祛除病因治疗、纠正尿路梗阻因素、选用适当的抗菌药物等治疗措施相结合的方法。中医认为本病的病因，源于湿热蕴结于下焦和脾肾两虚之故，其中以下焦膀胱湿热为主要的发病因素，病位在膀胱和肾，跟肝脾有关。本病的病理机制是湿热蕴结下焦，导致膀胱的气化不利。该病以肾虚为本，膀胱湿热为标，久则邪恋正伤，而病"淋证"、"腰痛"、"尿血"。导赤散能够通淋利湿，所以能够治疗本病。

【临床应用】

梅氏[8]用导赤散加味治疗尿路感染 60 例，疗效满意。60 例中男 45 例，女 15 例，年龄 18～26 岁 20 例，26～70 岁 40 例。病程 2～60 天。均有小便频数，但尿量不多，热涩刺痛，小腹胀痛或有胁胀满不舒。尿常规检查：红细胞、白细胞、脓球（＋）～（＋＋＋）不等，确诊为尿路感染。导赤散加味药物组成：生地20g，木通、竹叶、甘草梢、生栀子、石韦、萹蓄、车前子、猪苓各10g，黄柏、滑石、蒲公英各15g。每天 1 剂，水煎服，7 天为 1 个疗程。结果：显效（临床症状及体征消失，尿常规检查正常）30 例；有效（临床症状及体征好转，尿常规检查脓球减少，红细胞、白细胞无明显改变）25 例；无效（服药 1 个疗程后，临床症状无改变，尿常规检查无改变或红、白细胞增多）5例，总有效率为92%。李氏[9]运用加味导赤散治疗急性泌尿系感染，取得了满意疗效，31例患者中男12例，女19例；年龄30～60岁。中医辨证分型皆属血淋。方用加味导赤散：生地20g，木通10g，竹叶20g，甘草10g，金银花20g，小蓟10g，旱莲草10g，滑石15g。每日1剂，取汁300ml，日服3次，每次100ml，连服10剂。结果：痊愈（临床症状消失，尿常规正常）29例，好转（临床症状改善，尿常规见红细胞消失，白细胞3～5个）2例，无效（临床症状及尿常规检查与治疗前无显著变化）0例，总有效率100%，痊愈率93.45%。

张氏[10]应用加减导赤散治疗急性尿路感染45例，疗效满意，45例中男性27例，女性18例，年龄30～64岁间，病程3～7天。以加减导赤散为主方随证加减治疗，每日1剂，水煎，分2次服。方剂组成：银花15g，连翘15g，黄芩10g，生地15g，竹叶10g，白茅根30g，车前草30g，甘草10g；兼腰痛者加桑寄生15g，尿痛灼热、尿道口有分泌物者加栀子6g，萆薢15g，血尿者加大、小蓟各10g。

疗效统计：临床治愈36例，占80%；显效7例，占15.6%；无效2例，占4.4%；总有效率为95.6%。赵氏[11]等运用加味导赤散治疗急性泌尿系感染124例，取得满意疗效，124患者男45例，女79例，年龄30～65岁，中医辨证分型血淋。方用加味导赤散：生地20g，木通20g．竹叶20g，甘草20g，金银花20g，小蓟10g，旱莲草10g，滑石15g。每剂取汁300ml，口服3次，每次100m，连服10剂，临床症状及化验结果均恢复正常。临床症状消失，尿常规正常112例。好转：临床症状改善，尿常规：红细胞消失，白细胞3～5个12例。无效：0例，总有效率100%，治愈率90.32%。

【病案举例】

1. 徐某，女，48岁2005年3月5日初诊。两天前因吃红油火锅，出现尿频、尿急、尿痛，心烦口渴，大便秘结，舌尖红苔薄黄，脉数。尿液检查，白细胞（＋＋），红细胞（＋＋），脓细胞（＋＋）。证属心经有热，湿热下注。治以清心热，利尿通淋。方用导赤散加味：生地、木通、竹叶、白茅根、蒲公英、银花各10g，栀子、瞿麦、金钱草各15g，生甘草梢5g。每日1剂，水煎服1日3次，服药5剂后诸症消失，小便复查各项指标正常。[12]

按： 本病例为湿热下注，用导赤散加金钱草、栀子、瞿麦、车前草增强清热利湿通淋之效，蒲公英、银花、茅根解毒凉血，生甘草梢直达病所。诸药相配，其效甚佳。

2. 田某，女，28 岁。因尿频、尿急、尿痛 1 周，于 1999 年 12 月 1 日来门诊。患者诉，曾在当地医院以中药补药治疗，但药后症状加重，伴睡眠不安，大便秘结，两日 1 次，情绪烦躁不宁，舌尖红、苔薄黄，脉弦，尿镜检白细胞 15 ~ 20 个/Hp。辨证属于膀胱湿热伴肝郁气滞。处方：淡竹叶 12g，生地、车前草、黄芪各 15g，生甘草梢、柴胡各 10g，通草 3g，川、怀牛膝、天麻、炒枣仁、制大黄、石韦各 20g，白芍 30g，7 剂。二诊时，患者诉服药两剂，排出混浊小便后，尿路症状明显减轻，睡眠和大便转入正常，继服上方 7 剂，临床症状消失，尿检查正常而痊愈。[13]

3. 孙某，女，58 岁。因尿频、尿急、尿痛，混浊不清，腰酸痛半月来诊。患者即往有多囊肾、多囊肝病史，查患者舌质暗红、苔黄厚，脉沉弦，尿镜检白细胞 5 ~ 10 个/Hp。辨证属湿热蕴结膀胱，肾气亏虚。处方：淡竹叶 12g，生地、车前草、杜仲、怀牛膝各 15g，通草 3g，生甘草梢、黄芩、广木香各 10g，白芍 30g，7 剂。二诊时患者仅有极轻度尿路刺激症状，上方再加川断 15g，太子参 12g，麦冬、五味子各 10g，7 剂后，症状消失，尿镜检为阴性。[13]

附：急性肾盂肾炎

【病案举例】

1. 孙某，女，54 岁。1998 年 4 月 11 就诊。患者 1 日前因发热、尿频、尿急、尿痛，某医院诊断为肾盂肾炎，经抗生素治疗后缓解，此后劳累复发。刻诊：尿频、尿急、尿痛明显加重，心烦，口渴，口唇有疱疹，舌红苔黄，脉数。尿常规：白细胞（＋＋）。中医诊断为淋证。证属心火下移小肠。治宜清心泻火，利尿通淋。药用：生地黄 15g，竹叶 6g，木通 3g，甘草 6g，金银花、蒲公英、菊花、紫花地丁、天葵子、大青叶、瞿麦、萹蓄、车前子各 15g。日 1 剂，水煎服。4 日后复诊，患者症状明显减轻，复查尿常规：白细胞（－）。[7]

按：用导赤散治疗心火下移小肠型淋证，因患者热盛，单用本方解毒之力不足，故加入五味消毒饮，另加瞿麦、萹蓄、车前子利水通淋，导心火从下而行。

2. 李妪，79 岁，1973 年 9 月 10 日患发热，腰痛，呕恶不食，尿急尿频，尿道灼痛。西医诊为"急性肾盂肾炎"，患者对呋喃类、磺胺类及青霉素类药物均有过敏反应。诊见：形体羸瘦，脱肉破䐃，皮肤粗糙无泽，双目昏瞀失神，语音怯弱，喘急息粗，口唇干燥，身热无汗，尿急尿频，尿道灼痛，腰痛，腹肌凹陷，少腹坠胀，二便不通，不思饮食，舌如芒刺，质绛，脉沉实无力。此系：热结阴亏之候。治宜：清热存阴，增液通便，泻湿利尿。方用：增液承气汤合导赤散加减：生地25g、玄参30g、麦冬25g、大黄10g、芒硝10g（冲服）、生栀子10g、车前子15g、滑石20g、生甘草10g、竹叶5g、木通10g、灯心草3g，水煎服。

二诊：大便虽下而结，小溲滴沥难下，身热大减，余同前。前方去栀子，加肉桂3g、乌药5g，水煎服。三诊：热退喘平，二便通利，少腹胀满已除，尿道仍有灼热感，不思饮食。仍宗上方去硝黄、肉桂、乌药，加麦芽、神曲、菖蒲各15g。如此调治15日，终于在发病之第19日上午始觉神爽，进食软食及大米汤近30g。诊其脉已趋平缓，诸证全消，嘱其停药观察。3日后随访，神清如故，饮食如常。寿至八十有六而终。

按：年迈之人，气血不充，先后天皆衰，阴阳两虚，津枯液竭，复被湿热之邪内扰，上、中、下三焦皆受其累。《中藏经》曰："三焦者，人之三元之气也。三焦通则内外，左右、上下皆通也。其于周身灌体，和内调外，营左养右，导上宣下，莫大于此。"故用增液承气汤合导赤散（汤）治之获效。增液承气汤出自《温病条辨》，原为滋阴增液，泄热通便而设。导赤散可治小便黄赤，茎中痛，热急不通。另加栀子清利三焦之热，滑石滑窍行水利湿，车前子下行通利癃闭，疗阴中肿痛实乃妙药，用灯心草增强通阴窍涩，利水之功。麦芽、神曲开胃，菖蒲醒脾。综观全方，以清热化湿而不伤阴，生津养阴而不碍湿，相辅相成，两善其美。[14]

附：膀胱炎

【病案举例】

王某，女，60岁。昨夜小便短频，伴有尿道下坠感，尿道口不适，化验小便有中量红、白细胞，诊为"膀胱炎"。今晨体温37.4℃，下肢酸，出汗，大便量少。舌唇皆红，苔薄黄腻，脉右三部沉数，关弦细，尺沉细，有郁热下注膀胱，治宜清心泄火，拟导赤散加味。处方：甘草梢1.5g，白木通3g，竹叶3g，黄连1.5g，细木通9g，藕节9g，焦山栀2g，炒丹皮2g，香附1.5g。1剂，慢火煎取200ml，兑冰糖9g，和匀，分2次食前温服。二诊：药后热退，体温36.5℃，小便下坠感消失，尿量多舒畅，色淡黄。近来入卧胃脘憋气，胃口不开。小便化验：红细胞（0～2），白细胞（3～5）。六脉缓和，黄苔减退，舌正少津，唇略干。壮火虽去，阴液略伤，治宜养阴，续清余热。处方：玉竹6g，石斛9g，豆黄卷6g，扁豆衣6g，荷叶6g。2剂，每剂2煎，共取160ml，分2次温服。三诊：二便调，血、尿常规化验正常，尿培养无细菌。六脉正常，舌正无苔。停药，以饮食调服。[15]

按：本案为热淋，属郁热下注膀胱，方用导赤散加味。上清心火，下利水道，分消郁热，获效甚速，但苦寒、渗利之品不宜久服，后改用养阴清热药而告痊愈。

六、遗尿症

遗尿症俗称尿床，通常指小儿在熟睡时不自主地排尿。但是也有少数患者遗尿症状持续到成年期。没有明显尿路或神经系统器质性病变者称为原发性遗尿，约占 70% ~ 80%。继发于下尿路梗阻（如尿道瓣膜）、膀胱炎、神经原性膀胱（神经病变引起的排尿功能障碍）等疾患者称为继发性遗尿，患者往往除夜间尿床外，日间常有尿频、尿急或排尿困难、尿流细等症状。

原发性遗尿的主要病因可有下列几种：①大脑皮层发育延迟，不能抑制脊髓排尿中枢，在睡眠后逼尿肌出现无抑制性收缩，将尿液排出；②睡眠过深：未能在入睡后膀胱膨胀时立即醒来；③心理因素：如患儿心理上认为得不到父母的喜爱，失去照顾，患儿脾气常较古怪、怕羞、孤独、胆小、不合群；④遗传因素：患儿的父母或兄弟姐妹中有较高的遗尿症发病率。

【病案举例】

1. 王某某，女，8 岁，于 1977 年 5 月 20 日就诊。4 岁时因受惊而患遗尿症，每夜均犯，久治不效。检查：舌淡嫩尖红，脉细数。辨证：心火上炎，肾阳不固。治宜清心火，温肾阳。处方：竹叶 10g，木通 6g，生地 15g，甘草 3g，附子 3g，小茴香 3g，升麻 3g，3 剂，水煎服。6 月 25 日复诊，上药服完 3 剂后遗尿止。继投原方 3 剂。半年后随访未复发。[16]

2. 王某某，男，24 岁，于 1975 年 8 月 9 日就诊。自述 8 岁起患遗尿症，有时甚至夜尿数次而不知。曾多方诊治，至今未愈。检查：舌体胖，尖红，苔薄灰白，脉弦滑。辨证：本病为虚实夹杂，寒热皆有之证。心火上炎，故舌尖红、脉弦滑，肾阳不足，故舌体胖、苔灰薄白，心肾不交，膀胱不约，故遗尿。治宜清心火，温肾阳。处方：竹叶 15g，木通 6g，生地 15g，甘草 6g，附子 6g，小茴香 6g，升麻 3g，五剂，水煎服。8 月 8 日复诊：上药服 2 剂后遗尿即止。为巩固疗效，继投原方 3 剂，3 个月后随访未复发。[16]

3. 黄某某，女，17 岁，1975 年 12 月 5 日就诊。患者于半年前月经初潮时有尿频、急、痛感，不治自愈。此后间断夜间尿床，曾用大葱雄黄敷脐，遗尿加重，有时一夜 2 ~ 3 次，溺后常因尿道灼热痛而醒。尿化验：色黄，酸性，上皮细胞 0 ~ 2。脉数有力，红舌苔少，诊为心火下移遗溺症，方以生地 30g，木通 13g，甘草 6g，竹叶 10g，石韦 15g，桑螵蛸 12g，服 4 剂告愈。[17]

按：遗尿与小便失禁有别，二者症状、病情程度不一，然其病机均以肺脾肾虚，膀胱气化不足为主。历代医家认为，遗尿多"因虚"，间有肾阴虚热扰膀胱而尿液不藏。此例无气虚阳衰表现，乃属湿热下注，扰及膀胱而遗尿。病机属实，症同"热淋"，故以导赤散而愈。

第四节　其他内科疑难杂症

一、头痛

头痛是临床上常见的自觉症状，是指额、顶、颞及枕部的疼痛，其发病机制非常的复杂。根据发病的缓急分为急性头痛（病程在 2 周内）、亚急性头痛（病程在 3 个月内）和慢性头痛（病程大于 3 个月）。根据发病原因可分为：①原发性头痛，如偏头痛、丛集性头痛、紧张性头痛；②继发性头痛，如因外伤、感染、肿瘤等所致的头痛。

中医学认为头痛的病因不外外感与内伤两类。外感多因六淫邪气侵袭，内伤多与情志不遂、饮食劳倦、跌仆损伤、体虚久病、禀赋不足、房劳过度等因素有关。外感头痛属于实证，以祛风为主，故治疗主以疏风。内伤头痛多属于虚证或虚实夹杂证，虚者滋阴养血，益肾填精；实证当以平肝、化痰、利湿等。

头痛患者宜注意休息，保持环境的安静，光线不宜过强。同时各类头痛患者均应该禁烟禁酒，此外，还可以选择合适的头部保健按摩，以疏通经脉，调畅气机，防治头痛的发生。

【病案举例】

1. 吴某，女，60 岁，2005 年 3 月 20 日诊。头痛，眩晕 1 个月，视物尚清，双眼分泌物增多，头痛以巅顶甚，伴腰酸耳鸣，身软乏力，口干欲饮，口腻、尿黄，血压 150/90mmHg，舌质嫩红苔薄黄腻，脉弦细。颈椎 X 片正常。脑电图示神经 - 血管功能失调。辨证属肝肾亏虚，肝阳上亢，夹湿热上扰清窍。治以滋肝养肾，平肝潜阳，清热利湿。药用生地、枸杞各 25g，木通、竹叶、菊花、石决明、钩藤、黄芩各 15g，枣皮 12g，丹皮、茯苓、泽泻各 10g，山药 30g，生甘草梢 5g。水煎服连服 4 剂后症状大减，原方减黄芩续服 12 剂后诸症除。[18]

2. 头痛患者，诸药不效，其痛如劈，口渴善饮，心烦不寐，舌红苔薄而黄，脉数。陈氏认为系心火上腾、灼烁清窍所致，遂用导赤散加滑石60g，不应。二诊将滑石加至120g，1剂起效，2剂病愈。[19]

按：导赤散本为热淋而设，取之以降泄心火，使之从小肠经导泄膀胱而去。滑石质重而滑，《本草衍义补遗》谓滑石是"降心火之要药"，确为泄心火之圣药，但量须重，轻则效微，甚或无效。

二、咳嗽

咳嗽是一种保护性反射动作，通过咳嗽反射能有效的清除呼吸道内的病理性分泌物和从外界进入呼吸道内的异物。但长期、频繁咳嗽影响工作与休息，甚至加重心肺负担，促进感染扩散而失去保护意义。

中医学认为咳嗽是指肺气宣降，肺气上逆作声，咳吐痰液而言。分别言之，有声无痰为咳，有痰无声为嗽，一般为痰声并见，难以分开，故以咳嗽并称。咳嗽的病因有外感和内伤两大类。外感咳嗽为六淫外邪侵袭肺系；内伤咳嗽为脏腑功能失调，内邪干肺。不论邪从外入，或自内而发，均可引起肺失宣降，肺气上逆而作咳。

【病案举例】

张某，男，7岁。1968年2月11日住院。患儿咳嗽半月余，近2天来高烧，咳嗽气短，鼻翼煽动，小便黄少，今晨起烦躁神昏。诊见唇赤舌绛，有黄豆大溃疡数处，脉细数。辨为热入心营，火热灼肺，急用清营透热，清心开窍之法急救，服清宫汤加桑白皮，冲服安宫牛黄丸，2剂。2月15日神清热退，但咳嗽频作，痰稠不易吐出，口流黏液腥臭。改服泻心导赤散加减：生地20g，木通、黄连、竹叶、贝母各10g，杏仁12g，麦冬15g。水煎300ml，加竹汤30ml，服3剂而咳止病愈。

按：患儿心经蕴热，舌赤溃烂，口流黏涎，口臭。乃风热之邪引动心火上炎，克金灼肺，炼液为痰而咳嗽不已，先以疏解清润之品，扬汤止沸无效，甚而肺闭咳嗽，高热，神昏，急改用釜底抽薪之法，心火得降，肺金自宁，咳嗽乃止，此乃从心治肺之实证例。[20]

三、失眠

失眠是指经常不能获得正常睡眠为特征的一种病症。中医学称为"不寐"、"不得眠"、"不得卧"，其病情轻重不清，轻者有入睡困难，有寐而易醒，有醒后不能再寐，还有时寐时醒等；严重者则整夜不能入寐。形成失眠的病因很多，情志所伤，劳逸过度，久病体虚，饮食不节，五志过极等。其总属阴盛阳衰，阴阳不交，其虚者居多，久病虚实夹杂。

中医药治疗失眠有其独到的见解，且疗效显著。传统的以西药治疗失眠的方法，往往副作用大、容易上瘾。中医药具有安眠药没有的优点，即不会成瘾，也不会产生依赖性。加之采用心理行为治疗方法，对失眠证治疗取得了十分满意的疗效。如果在临证中属于心火引起的失眠，可以运用导赤散加减治疗。

【临床应用】

黄氏[21]运用加味导赤散治疗顽固性失眠症，取得满意疗效，共122例，随机分为2组。治疗组62例，男23例，女39例；年龄25～70岁，平均45.8岁；病程1个月～5年，平均48.4天。对照组60例，男22例，女38例；年龄27～68岁，平均44.3岁；病程28天～5年，平均46.5天。2组性别、年龄、病程经统计学处理，差异无显著性意义（$P > 0.05$），具有可比性。对照组按常规给予艾司唑仑片，每晚2mg，睡前口服；谷维素，每次20mg，每天3次，口服。疗程为20天。治疗组给予加味导赤散治疗，处方：生地黄12g，通草3g，竹叶、生甘草各6g，灯心草5g，牛膝、夏枯草各10g，酸枣仁、女贞子、柏子仁、夜交藤各20g，丹参15g。浓缩煎剂，口服，每次50ml，每天2次。疗程为20天。结果：治疗组临床治愈14例（22.58%），显效20例（32.26%），有效16例（25.81%），无效12例（19.35%），总有效率为80.65%；对照组临床治愈8例（13.33%），显效13例（21.67%），有效20例（33.33%），无效19例（31.67%），总有效率为68.33%，2组总有效率比较，差异有显著性意义（$P < 0.05$）。

王氏[22]等运用养心安神汤治疗神经衰弱睡眠障碍86例，效果明显。共选病人102人，其中治疗组68例，男性30例，女性56例，年龄18～55岁，病程0.5～4年，对照组34例，男性16例，女性18例，年龄24～53岁，病程1～3.5年。按随机分组原则分为两组。两组在年龄、性别、病程方面均无显著性差异（$P > 0.05$），具有可比性。治疗组：服用自拟养心安神汤：黄芪30g，当归、生地各12g，通草、生甘草各9g，竹叶6g，水煎服，日1剂，分早晚服。肝火旺者加龙胆草，心火旺者加黄连，痰热盛者加胆南星，心脾虚者加龙眼肉、白术、甘草，心胆气虚者加龙齿、珍珠母；对照组：服用谷维素20mg，3次/天；地西泮5mg，1次/晚。结果：治疗组：显效58例，有效22例，无效6例；对照组：显效17例，有效8例，无效10例；有显著性差异（$P < 0.01$）。

【病案举例】

黄某，男，25岁。1997年8月18日初诊。失眠2月余，夜间经常难以入寐，寐则多梦易醒，醒后难再入寐，甚或彻夜不眠，心烦口苦，小溲短黄。曾服中西药治疗，疗效不佳。察面色红，舌尖红，苔黄，脉数有力。证属心火亢盛，心神不安。治以清心安神，施以导赤散加味：生地20g、木通9g、竹叶9g、甘草6g、黄连6g、黄芩9g、麦冬15g、夜交藤20g、五味子12g、酸枣仁15g、珍珠母30g（先煎）。日1剂，水煎服。3剂后，入睡较易，夜梦减少，心烦口苦减轻；7剂尽，夜寐已安，他症亦除。

按：心藏神，神安则寐，神不安则不寐。本案乃心火亢盛，神明受扰，心神不安，因而夜不能寐。故取导赤散加黄连、黄芩、麦冬、夜交藤、五味子、酸枣仁、珍珠母以清心安神，则心火平而心神安，夜寐自宁。[23]

四、梦游症

梦游症俗称"迷症"，是指睡眠中突然爬起来进行活动，而后又睡下，醒后对睡眠期间的活动一无所知。主要的精神因素是受惊，此外，初次离开父母进入陌生的环境的紧张不安也会导致夜惊的发作。夜游症患儿可兼有夜惊或遗尿。如果发现夜游症发作的患儿已走出门外，家长可将孩子牵回家中，使其到床上，让他继续睡觉。不要强行叫醒夜游症发作的孩子，因为强行唤醒孩子可能会使孩子出现更严重的意识模糊、兴奋躁动状态。

随年龄的增长，大脑皮层逐渐发育完善，夜游症可不治而愈，家长们不必为此担忧。儿童夜惊一般不需药物治疗，但反复发作，次数较多者，可在医生指导下用药，以控制夜惊发作。本病一般预后良好，诱因解除或随年龄增长之后，即能自愈。

【病案举例】

刘某，女，10岁，1997年4月13日初诊。近3个月来。患孩夜烦寐差，半夜时常下床来回走动；或到浴室更衣洗澡，呼之不应，如在梦中。昼则头重神倦，心神不宁，学习成绩日渐下降。曾服养阴安神中药10余剂未效。诊见：形体壮实，唇红，口渴，尿黄，大便秘结，性情急躁，舌尖赤、苔黄，脉滑数。诊为梦游症，证属心火久盛。治以清心泄火，拟导赤散加减。处方：生地黄、龙齿各15g，竹叶卷心20条，生甘草、黄连各5g，栀子、木通、莲孔（后下）各10g，灯心草8扎。5剂，每天1剂，水煎服。药后夜寐稍安，起床活动次数明显减少，精神好转、头重减轻。守方再服10剂。诸症悉退，夜睡正常。

按：本例平素恣食炙煿，火热内蕴，加之情致不遂，肝气郁结，气郁生火，火热上炎，扰动心神，故夜半神不守舍，梦游症发。患儿形强气实，可知头重、神疲非阴度所致，以导赤散导心经实热从小肠而出，佐以栀子、莲子心、黄连、灯心草清心泻火，龙齿镇心安神，诸药合用使心火清而神自安。[24]

五、热痹

痹病是由于人体正气不足，卫外不固，感受风、寒、湿、热等外邪，致使经络痹阻，气血运行不畅，从而引起肌肉、筋骨、关节发生疼痛、麻木、屈伸不利，甚或关节肿大变形为主要临床表现的病症。根据临床表现可分为：行痹、痛痹、着痹、热痹等。

其中热痹的主要表现为肢体关节红肿灼热疼痛，关节痛不可触，得冷稍舒，常常伴有发热、恶风、口渴、烦闷不安等全身症状。在预防上，注意防寒、防湿；患者居住的房间宜干燥、向阳；同时加强功能锻炼，以促进血液循环，改善局部营养，避免关节僵硬拘挛，防治肌肉萎缩。

【病案举例】

柳某，女，49岁，2004年12月10日诊。反复全身关节疼痛5年，复发伴指关节红肿2天就诊，症见左手指关节红肿热痛，屈伸不利，肩关节、膝关节酸软疼痛，活动不受限，各关节无明显畸形，口干苦欲饮，尿黄，大便结燥，舌质红苔黄腻，脉滑。血沉120mm/h，类风湿因子阴性，抗"O"阴性。诊为热痹，辨证为风湿热邪阻滞经络关节，气血运行不畅。治当祛风清热除湿，活血行气，通络止痛。药用生地、桑寄生、苡仁、威灵仙各25g，木通、黄芩、秦艽、独活、延胡索各15g，生甘草梢5g，竹叶、苍术、黄柏、牛膝各10g，鸡血藤、葛根、白芍各20g，松节12g。水煎服，每日1剂，服2剂后指关节肿痛消除，守方再服6剂后痊愈，复查血沉18mm/h。[25]

六、高热后的口腔溃疡

高热后的口腔溃疡，顾名思义是在高热后出现的口腔溃疡。很多小儿突然发热，体温通常在38℃左右，出现头痛、烦躁不安、口水增多、颌下淋巴结肿大、并伴有触痛等。一般2～3天后，体温逐渐下降，而口腔症状却开始加重，全口的牙龈充血红肿，轻轻一碰就会出血，口腔黏膜呈深红色，上面有许多针尖大小的水疱，成簇分布，壁薄而透明，水疱很快破溃，融合后形成大小不等的溃疡。溃疡可发生于口腔黏膜的任何部位，以唇内侧、腭部、舌部多见；溃疡出现后，全身反应逐渐消退。

【临床应用】

毛氏[26]采用中西药结合的方法治疗高热后口腔溃烂34例，均程度不同地获得满意效果。组方生地15g，木通10g，竹叶15g，甘草5g，板蓝根15g，大青叶15g，车前子10g，生石膏30g，儿茶6g，日煎1次，分2～3次温服。外用0.25%金霉素甘油，1日数次，口腔内涂用。其中26例用药1～2天后症状明显减轻，发热者热退。3～4天后，口腔溃烂面愈合。6例用药4～5天后，口腔溃烂基本愈合。2例用药4～5天后口腔溃烂大部分愈合，但仍有少量散在溃疡。显效率94%。

【病案举例】

张某，男，23岁，学生。因急性支气管肺炎住院治疗1周后，肺部体征消失，热退，病愈出院。2天后因口腔破溃，疼痛剧烈，进食困难就诊。诊见：口周疱疹，渗出血痂，唇黏膜充血，可见散在成簇疱疹，两颊黏膜、舌黏膜片状溃烂，表面覆盖黄白色假膜，边缘四周有炎症性红晕。给予生地15g，木通10g，竹叶15g，甘草5g，板蓝根15g，大青叶15g，车前子10g，生石膏30g，儿茶6g，日煎1次，分2～3次温服。外用0.25%金霉素甘油，1日数次，口腔内涂用，用药2天，疼痛明显减轻，口腔溃烂面积减少。第4天再诊，口腔内溃烂面全部愈合，口周少许结痂。[26]

按：本方系导赤散加味组成。生地凉血而降心火，竹叶清热清心，木通导热下行，甘草清热调和诸药，故能治心经与小肠之热证。心火得清，口糜则愈。加板蓝根、大青叶清热解毒、抗菌抗病毒，生石膏泻火清诸热，车前子利水清热协同木通导热下行，儿茶敛疮生肌以促溃烂面尽早愈合。诸药配合，疗效满意。

七、醉饭证

醉饭证是由胃中食积化热，热与食结所形成的胃中邪热蕴结之证。因进食则热得食助，胃热亢盛，循阳明经上蒸于面，以致面部灼热，色赤如醉，故得醉饭之名。

【病案举例】

李某，男，21岁。于1992年3月31日初诊。患者半年来每当饭后或进食过程中出现面部及两耳灼热，色赤如醉，持续约1小时开始消退。发病无明显诱因，食欲、食量均如常。近10余天有加重之势，出现自汗、盗汗、口略干、心烦易怒，胃脘灼热嘈杂，小便次数增多，色黄而有热感等症。大便正常，舌质红，苔色黄，中根部苔稍厚，脉沉弦。尿常规、钡餐透视、B超检查均未见异常。诊断为醉饭证。证属宿食停滞、胃热及心，治当消食滞、清胃热、泻心火。以保和丸、清胃散、导赤散三方化裁。处方：生石膏30g，连翘、丹皮各12g，生地、莱菔子、炒三仙各15g，木通、竹叶、半夏、陈皮各10g，茯苓20g，黄连、生甘草各6g。水煎服，日1剂。服3剂后复诊，面赤热明显减轻，自汗、盗汗已止，余症均减。继服上方6剂，诸症悉除，8个月后随访，未复发。

按：该患者病久胃热及心，心火旺盛，蒸液外泄，则心烦、自汗、盗汗；心热移于小肠故小便赤热而频。因此，治疗以保和丸、清胃散、导赤散参伍合用，一则消食散结和胃，一则清胃热而蕴以凉血之意，一则泻心火并使之从小便而出，标本兼顾，面面俱到，各收其功。[27]

八、白塞病

白塞病又称白塞综合征或口－眼－生殖器三联征，是发生在眼、口腔、生殖器的反复发生溃疡的一种多系统疾病。本病以皮肤亦受损为基本的临床特征，男女之比为2∶1，并且90%～100%的本病患者发生口腔损害。

本病可能为一种多因素疾病，与自身免疫、微循环障碍和纤维溶解能力降低、内分泌、风湿病以及遗传和微量元素等有关。临床表现：

（1）口腔损害：黏膜溃疡发生的部位与临床表现均与复发性口腔溃疡相似。

（2）眼部损害：约占60%～80%。可有结膜炎、角膜炎、脉络膜炎、虹膜睫状体炎、视网膜炎、玻璃体混浊和视神经炎等。

（3）生殖器损害：约占92%。有外生殖器及肛门周围的顽固性溃疡，间隔期比口腔溃疡时间长

（4）皮肤损害：约占：95%。可以出现结节性红斑、毛囊炎、痤疮和疖肿等。

（5）其他表现：例如肘、腕、膝、踝关节的疼痛。

中医学文献中早有与白塞氏病相类似的记载，称为"狐惑"。张仲景在《金匮要略》中描述："狐惑之为病，状如伤寒，默默欲眠，目不得闭，卧起不安，蚀于喉为惑，蚀于阴为狐。"本病以复发多变，治疗需要综合分析，难度较高。需要耐心护理并使之配合治疗，加强身体锻炼，预防外露。生活应该有规律，要保持口腔卫生，心情舒畅，可以治愈。

【病案举例】

1. 辛某，女，41岁，干部，1989年12月26日初诊。3年来时发

口舌生疮，多能自愈。近2周来口舌生疮伴阴部溃疡，疼痛不休，双目干涩作痒，心烦不寐，口渴喜饮，大便偏结，小便黄赤，舌质绛红苔薄黄，脉缓。血常规：白细胞升高（1.6×10^9/L）。证属心经火盛，热毒内组之"狐惑"病，方用黄连导赤散加味：黄连10g，生地30g，甘草15g，木通10g，菊花15g，当归10g，土茯苓等15g，肉桂3g。同时用"外阴洗剂"薰洗患处，"蚓冰汁拌锡类散外涂患处。1周后阴蚀愈，半个月后诸症悉除，后改用导赤散加鸡子黄续服半载，症未再作。[28]

2. 张某，男，44岁。1993年3月20日初诊，该患于3年前开始，经常口舌生疮、糜烂，两目红赤，肛门部经常溃疡、疼痛，苦不堪言，舌质深红，苔黄腻，脉弦细。曾多次治疗，历更数医，仍经久不愈故来我院请任老（任继学）诊治，任老诊毕曰：此为小肠有热，为热邪上犯下注之狐惑病，治宜泻心通腑、引热下行为大法，方用导赤散加服泻心汤。药用：木通5g，黄连10g，生地10g，黄芩15g，酒大黄5g，灯心草3g，竹叶5g，水煎服。连续服用20剂痊愈，半年后追访，病人自述痊愈，2个月后又复发作1次，仍服上方15剂后获愈，至今未见复发。

按：本病首先发于小肠，小肠为火之府，病则火扰于内，火性炎上，上犯于心则口舌生疮、糜烂，甚则火毒下注于肛门，可使肛门生疮、糜烂疼痛。总之，本病为湿热内蕴，上犯下注所致，而泻心之三黄为大苦大寒之药，具有泻火解毒、化湿泄热之用，再加导赤散之地黄凉血，竹叶清心，木通降心火、利小便，生甘草则泻火解毒，合而共奏泻火解毒、祛湿泻热之效。[29]

3. 患者，男，42岁，上人。患者自1982年起先出现口腔黏膜及舌部糜烂，散在小溃疡，继则阴茎出现溃疡。曾多次赴外地治疗，诊断为白塞病，经用醋酸泼尼松片等药物，效果不明显。1993年7月来我院就诊。主诉：近日口、舌、齿龈溃疡疼痛，阴茎溃疡、阴囊肿大，发热，乏力。检查：体温38℃，口腔黏膜、下齿龈糜烂，舌系带附近有一黄豆粒人小溃疡，阴茎、龟头有散在的小溃疡，阴囊肿大，舌质红，苔黄腻，脉弦滑数。诊为白塞病（中医属狐惑病）。辨证为肝经湿热为主兼心火炽盛，治宜清泻肝经湿热，兼清心火。方用龙胆泻肝汤合导赤散加减。药物：龙胆草15g，栀子15g，黄芩10g，柴胡10g，板蓝根20g，甘草10g，木通10g，泽泻10g，金银花30g，连翘30g，肉桂1g。水煎服，日1剂。并用苦参50g煎汤，外洗前阴。嘱患者服药期间饮食清淡，多食新鲜蔬菜和瓜果，忌食辛辣、烟、酒及肥甘厚味之品。服上方5剂后，自觉症状好转，发热退，食纳稍差。上方中减金银花、连翘用量为 10g，加建神曲、麦芽、谷芽各 10g，外洗方同前。继用 10 剂后，口唇、舌糜烂消失，前阴溃疡、阴囊肿大明显减轻，食纳如常。继服上方 20 剂后，诸症消退。于上方又加白术 10g，黄芪 10g，服 10 剂，以巩疗效，至今患者未再复发。[30]

参考文献

［1］郭兴旺．导赤散化裁治疗支气管扩张 37 例．四川中医，1997，15（8）：35.

［2］周端风，薛博瑜．导赤散加味治疗病毒性心肌炎 56 例．江苏中医，1998，19（5）：16－17.

［3］秦木良．原发性高血压治验．四川中医，1986，09：49.

［4］卢颖．麻黄连翘赤小豆汤合导赤散治疗急性肾小球肾炎 66 例．江西中医药，2000，31（5）：32.

［5］胡善家．肾炎血尿证治琐谈．实用中医内科杂志．1992，6（2）：15－16.

［6］张洁．凉血活血法治疗隐匿性肾炎单纯性血尿 20 例总结．湖南中医杂志，2005，21（5）：31－32.

［7］任文英．导赤散的组方分析及适证运用．河北中医药，2000，22（4）：286－287.

［8］梅盛松．导赤散加味治疗尿路感染 60 例．浙江中西医结合杂志，2001，11（12）：736.

［9］李淑贞．加味导赤散治疗急性泌尿系感染 31 例．中国民间疗法，2005，13（4）：36.

［10］张竹君．加减导赤散治疗急性尿路感染 45 例．甘肃中医，1995，8（5）：8.

［11］赵娟，徐世钊，韦如文．加味导赤散治疗急性泌尿系感染 124 例．实用中医内科杂志，2003，17（2）：111.

［12］唐承栋，李寿彭．李寿彭应用加味导赤散临床经验．实用中医药杂志，2006，22（1）：33.

［13］于大君．聂莉芳教授运用导赤散治疗尿路感染的经验．陕西中医，2001，22（4）：227.

［14］丁锡仙．王鸣山老中医急重证治验举隅．黑龙江中医药，1990，06：2－3.

［15］中医研究院．蒲辅周医疗经验．北京：人民卫生出版社，1976.224－225.

［16］张恩勤．导赤散加味治疗遗尿症．山东医药，1978，08：51.

［17］王辅民．导赤散治验四则．山东医药，1979，05：47－48.

［18］李传芬，张洪德．张洪德临床应用导赤散经验．实用中医药杂志，2005，21（12）：751.

［19］陈子茂．陈才英临床治验摄粹．中国中医急症，2005，14（5）：454－455.

［20］罗永杰．老中医牟伯樵从心论治咳嗽的经验．陕西中医，1989，10（7）：291，294.

[21] 黄泽辉．加味导赤散治疗顽固性失眠 62 例．新中医，2007，39（3）：55.

[22] 王玮，王秀英．养心安神汤治疗神经衰弱睡眠障碍 86 例．陕西中医，2007，28（6）：662-663.

[23] 梁色兰．导赤散治验举隅．右江民族医学院学报，2001，23（04）：654.

[24] 黄海帆．导赤散新用．新中医，2000，32（5）：39.

[25] 李传芬，张洪德．张洪德临床应用导赤散经验．实用中医药杂志，2005，21（12）：751.

[26] 毛华伟．导赤散加味治疗高热后口腔溃烂 34 例．吉林中医药，1999，1：28.

[27] 王桂枝，谷万里．醉饭证治验．吉林中医药，1996，01：25.

[28] 葛凌．"狐惑"病治验3例．江西中医药，1995，26（2）：39.

[29] 张惠娴，王兰茹．狐惑病治验一则．长春中医学院学报，1995，11（2）：30.

[30] 刘勇，薛秀英．中医药治疗白塞病 14 例．河南中医，2005，25（4）：55-56.

第二章

外 科 疾 病

第一节 外科感染

外科感染是指需要外科治疗的感染，包括创伤、烧伤、手术、器械检查等并发的感染。外科感染常有以下特征：常为各种细菌的混合感染；症状明显；多为器质性病变，常有组织化脓坏死等。外科感染的致病微生物种类多，可能侵入人体不同部位的器官，引起多种病变。在治疗上，消除病因和毒性物质，制止病毒生长，增强人体抗感染的能力以及促进组织的修复。

【临床应用】

黄氏[1]用加味导赤散治疗疖、痈、丹毒、外伤感染等共76例，其中痊愈68例。处方及用法：生地15g，木通、黄连、赤芍各10g，竹叶5g，甘草3g。每天1剂，水煎服。随症加减：畏寒发热，患处红肿疼痛加荆芥、银花、连翘、黄柏、赤小豆、茜草各10g，口渴加花粉10g，瘙痒加地肤子10g，蝉蜕3g；气虚加黄芪、党参各10g；血虚加女贞子、当归各15g。

附：急性蜂窝织炎

急性蜂窝织炎是指发生在疏松组织的急性感染，可发生在皮下、筋膜下、肌间隙或深部蜂窝组织的一种急性弥漫性化脓性感染。致病菌主要是溶血性链球菌，其次为金黄色葡萄球菌，亦可为厌氧性细菌。其特点是病变不易局限，扩散迅速，与正常组织无明显界限。炎症可由皮肤或软组织损伤后感染引起，亦可由局部化脓性感染灶直接扩散经淋巴、血流传播而发生。病变部位附近淋巴结常受侵及，可有明显的毒血症。在预防上，重视皮肤日常的清洁卫生，防止损伤，受伤后要及早的治疗等。

【病案举例】

陈某，男，48岁。1978华7月在左小腿后侧局部突然瘙痒红肿，2天后出现粟粒样脓点，焮热肿痛，逐渐加剧，并向深部及周围扩散，脓点相继出现7处之多，溃破后如蜂窝状。伴见畏寒发热，头痛，食欲不振，苔黄腻，脉滑。诊断为急性蜂窝织炎。证属火毒湿热内蕴，营气不和，凝聚肌肤而成。给以生地15g，木通、黄连、赤芍各10g，竹叶5g，甘草3g，银花、连翘、荆芥、赤小豆、黄柏各10g。共服6剂，局部红肿消退，脓液减少变稀。继用本方减黄连，加银花、连翘、黄芪、党参各15g。连服5剂而愈。[1]

第二节　肾结石

肾结石是指一些结晶体（如钙、草酸、尿酸、胱氨酸等）和有基质（如基质A、酸性黏多糖等）在肾脏的异常积聚而形成的石状物。结石大多数位于肾盏或肾盂，随着结石下移，可停留在输尿管和膀胱。肾结石是泌尿外科中占第一位的常见病，根据近年国内的统计，本病的发病率有逐步上升的趋势。本病可发生于任何的年龄，但还是多见于20～50岁的男性，男女之比为4.5∶1。由于肾结石可以引起尿路梗阻、肾绞痛、血尿及肾功能衰竭等并发症。因此积极防治肾结石对减少终末期肾功能衰竭的发生有着重要的意义。

肾结石属于中医"淋证"（石淋）的范畴，石淋为五淋之一，古代医生又有"砂淋"、"砂石"淋之称等。以食疗、运动疗法、药疗相结合为主，以注重病因治疗及对症治疗。防止结石的增长，促进排石和防止复发。

【病案举例】

熊某，女，24岁，2005年4月10日初诊。晨起突发腰部疼痛难忍，放射腹部，且小便艰涩，烦躁欲呕舌质红，苔薄黄，脉弦数。查右腰叩击痛明显，小便常规检查白细胞（＋）、红细胞（＋＋）、上皮细胞少许，B超提示右肾中盏约0.4cm×0.2cm结石，并有肾盂积水。证属心经有热，湿热下注，煎熬为石。治以清热利小便，解痉排石，佐以止痛。用导赤散加味。生地、木通、竹叶、枳壳、延胡索各10g，白芍、石韦、金钱草、鸡内金、冬葵子各20g，白茅根、小蓟各15g，生甘草5g。每日1剂，水煎服，1日3次。嘱低盐饮食，多饮开水，慎用庆大霉素、卡那霉素、链霉素、磺胺类药物。服3剂后小便艰涩、欲呕消失，但右腰部仍有酸胀感和轻微叩击痛。查小便白细胞（＋），红细胞（＋）。前方继服7剂后症状消失，小便检查各项指标正常，B超复查未见结石，疾病痊愈，观察4个月未复发。

按：本病人为湿热下注煎熬为石，故用导赤散加石韦、金钱草、鸡内金、冬葵子排石通淋，白芍、甘草、延胡索、枳壳理气缓急止痛，白茅根、小蓟凉血止血。诸药合用疗效明显。[2]

参考文献

［1］黄建．加味导赤散治疗外科感染 76 例．广西中医药，1981，03：46－47.
［2］唐承栋，李寿彭．李寿彭应用加味导赤散临床经验．实用中医药杂志，2006，22（1）：33.

第三章

妇科疾病

第一节　崩漏

崩漏是妇女不在行经期间阴道出血的总称。临床以阴道出血为其主要症状。若出血量多而来势凶猛者，称"血崩"或"崩下"；若出血量少，但持续不断的，称为"漏下"。崩与漏出血的情况虽不同，然而两者常交替出现，且其病因病机基本一致，故盖称崩漏，本病属于妇科常见病，也是疑难急重病症，是因为肾－天癸－胞宫生殖轴的严重紊乱，引起月经的周期、经期、经量的严重失调，可导致不育。

本病多发生在青春期及更年期。西医学中的功能性子宫出血、女性生殖器炎症和肿瘤等所出现的阴道出血症，皆属崩漏的范围。崩漏的治疗，多根据发病的缓急和出血的新久，本着"急则治其标，缓则治其本"的原则。

【病案举例】

李某某，女，18 岁。1989 年 4 月 14 日初诊。患者经血点滴不止 14 天，经当地医院给与抗炎止血对症治疗未见明显好转。证见经血点滴不止 14 天，忽然血量增多、色深红、质黏稠、有血块，口渴心烦，大便结，小便黄，舌质红、苔黄，脉数。证属实热崩漏。治以导热下行，凉血清热止血，佐以活血化瘀。生地 20g，木通 10g，淡竹叶 10g，甘草 8g，栀仁 10g，丹皮 10g，茜草 15g，旱莲草 15g，2 剂，水煎服。剂尽病愈。

按：心主血脉，心火旺盛，热盛内扰，损伤冲任，血海沸腾，迫血妄行，血流不止，故治疗用生地、木通、淡竹叶、甘草导泻心火下行；栀仁清热泻火；茜草、丹皮清热凉血、止血活血，以防留瘀之弊；旱莲草止血；诸药同用，共奏清热凉血、导热下行、止血活血之效。方药对症，故收效甚捷。[1]

第二节　带下过多

带下过多是指带下量明显增多，色、质、气味异常、或伴有局部及全身症状者。古代有"白沃"、"赤沃"、"赤白沃"、"白沥"、"赤沥"、"赤白沥"、"下白物"等名称。西医学的各类阴道炎、宫颈炎、盆腔炎、内分泌功能失调（特别是雌激素水平偏高）等疾病所引起的阴道分泌物异常与中医学带下过多的临床表现相类似。

　　中医学认为带下过多的主要病机是湿邪伤及任带二脉，是任脉不固，带脉失约。临床分型主要有：脾虚型、肾阳虚型、湿热下注型、热毒蕴结型等。带下过多经过及时治疗大多可以痊愈，故预后良好。若不及时治疗或治疗不彻底，或病程迁延日久，使邪毒上客胞宫、胞脉，可导致月经异常、癥瘕和不孕等病症。

　　【病案举例】

　　黄某某，女，38 岁。1989 年 5 月 4 日初诊。患带下量多，色黄、黏稠，臭秽难闻半年余，经某院妇科时应治疗，其效甚微。证见形体消瘦，食不知味，腰骶酸痛，口咽干；带下量多，色黄、质黏腻、臭秽难闻，大便干，小便黄赤灼热、阴痒，舌质红，苔黄腻，脉滑数。证属热毒带症。治以清热解毒，导利湿热。处方：生地 20g，木通 15g，淡竹叶 10g，甘草 6g，土茯苓 20g，丹皮 10g，蒲公英 15g，地丁 15g，银花 15g，连翘 10g，黄柏 10g，杜仲 10g，4 剂。药后诸症明显较好；继服 4 剂而愈。

　　按：心火炽盛，热毒下注，损伤任带二脉。故带下量多，质黏稠，色黄、臭秽难闻。治疗用生地、木通、淡竹叶、甘草导利湿热下行，蒲公英、地丁、银花、连翘、黄柏清热解毒，丹皮清血中伏热，杜仲补肾治腰痛兼阴下痒，土茯苓为治带下热毒之要药。全方清热解毒，导利湿热，切中病机，故疗效显著。[1]

第三节　产后尿潴留

　　新产后产妇发生排尿困难，小便点滴而下，甚至闭塞不通，小腹胀急痛疼者，称为产后尿潴留。多发生于产后 3 日内，亦可以发生于产褥期中，以初产妇、滞产及手术产后多见，为产后的常见病。本病属于中医学的"产后小便不通"或"产后癃闭"的范畴。

　　中医认为本病的主要病变在膀胱，《素问·灵兰秘典论篇》记载："膀胱者，州都之官，津液藏焉，气化则能出矣。"说明解小便靠膀胱的气化作用。《灵枢·本论》篇指出三焦也存在"实则闭癃，虚则遗溺"的病变。小便通畅有赖于三焦气化。产后气血两虚，元气亏损或产后瘀血，瘀阻尿道。或因产后心理恐惧，肝气郁滞，或因下焦湿热，气化失常均可导致膀胱气化不利而成癃闭。本病治疗通利小便为总则。之法亦有虚实的不同，虚者应当补气温阳，化气行水；实者行气利水。导赤散可以通利小便，所以可以治疗本病。

【临床应用】

徐氏[2]用导赤散对52例产后尿潴留的进行应用，在本组52例中，年龄在20～40岁。方药组成：生地25g、木通10g、甘草梢10g、竹叶8g。辨证加减：气血两虚加北芪30g、当归20g；大便秘结加大黄10g（后下）；气促无汗加麻黄7g（后下）；肝气郁结加柴胡10g。辨病加减：产后宫缩不良加天花粉30g，会阴撕裂或侧切缝合者加银花10g、蒲公英15g；第二产程延长者加北芪30g、当归20g；心理恐惧者加远志。每天2剂，水煎服，拔导尿管后30分钟内服。治疗效果：52例中，显效47例．占90.37；有效5例占9.3%，总有效率100%。

按： 导赤散具有清热利尿之功效。对气血两虚者加北芪、当归以补气益血，防止本方清热利尿而加重伤气耗血。对气促无汗者加麻黄以宣通水道，达到提壶揭盖的作用。对心理恐惧，肝气郁结者加柴胡以疏肝理气，加远志以通心安神。对产后便秘加大黄以通里攻下，对宫缩不良加花粉以增强宫缩力防止排尿而阴道出血。对会阴撕裂或侧切缝合者加银花、蒲公英以消炎止痛，防止排尿引起伤口感染。由于辨证与辨病加减应用本方，达到了标本兼治的目的。

邱氏等[3]用导赤散加味治疗产后尿潴留115例，均收到满意效果，其中115例患者均为初产妇。导赤散加味：生地25g、茯苓15g、车前草15g、竹叶15g、木通15g、陈皮15g、甘草梢10g、黄芪15g、山药10g，加温水煎约1小时，去渣后取中药汤约100ml备用，服前加温，每次服100ml，6～8小时服1剂。结果：115例患者服药后，其中80例在服药后1小时内自行排尿；35例在服药后2小时内排尿，无一例失败，有效率100%。

【病案举例】

1. 冯某某，女，24岁。侧切胎头吸引分娩后约8小时不能自行排尿。局部检查：膀胱区胀满，宫底在脐上四指偏右。处方：生地25g、茯苓15g、车前草15g、竹叶15g、木通15g、陈皮15g、甘草梢10g、黄芪15g、山药10g，煎汤100ml，服药后30分钟自行排尿800ml，间隔6小时后又服1剂，临床观察24小时治愈，待切口Ⅰ期愈合后治愈出院。[3]

2. 患者，李某某，女，29岁，住院号68059。于1979年1月2日下午以第一胎足月待产收住入院。生产全程长达83小时。从待产期至产后第6天（1月10日）均不能自解小便，先后采取导尿，小腹热敷，耻骨上奴佛卡因倒"T"形封闭，作胸膝卧式等措施，依然尿潴留，1月10日请中医科会诊。主诉：口苦，口干思饮，大便2天未解，小便不能自行解出，小腹胀痛。证见：口唇樱红，舌红，苔白，微干，脉滑数。辨证：湿热伤阴之癃闭。立法：养阴清热。处方：五淋散合导赤散。山栀仁10g，当归5g，赤茯苓10g，赤芍15g，甘草梢10g，生地15g，木通10g，淡竹叶10g。服药后，当晚9时左右即自行解出小便。1月12日复诊，尿已解出，口苦口干好转，苔薄白而润，舌质淡红，脉仍滑数。再守原方，出院。

　　按：此例产后之小便不通，由于阴血骤虚、阳气易浮、且产程长，又兼湿热内蕴、化燥伤阴，以致出现大便干燥、小便癃闭至十天之久，故以五淋散合导赤散养阴和血，清热利水，1剂而效，再剂而愈。[4]

第四节　尿道综合征

　　尿道综合征又称尿频-排尿困难综合征，病人有尿路刺激症状，但尿培养无细菌生长，本病多发生于妇女，有人认为可能由尿道及其周围腺体炎症、结肠炎或阴道炎症刺激引起，或与肥皂淋浴、性交及情绪变化有关，本病常反复发作，抗生素治疗效果不佳。

　　本病归属于中医学"淋证"之范畴。众所周知，淋证病因虽然繁多，但病位在膀胱，基本病机是膀胱气化失调。该病临床常误诊为尿路感染而滥用抗生素治疗，或多处转诊医治。久治不愈，病人情绪因此多焦灼不安，心烦惊恐，情志失调，心火炽盛，久之耗气伤阴，脾肾亏虚。究其病因，乃属他脏传入，心移热于小肠，致分清泌浊功能紊乱而传入膀胱，膀胱湿热壅结，气化失常发为本病。《丹溪心法·淋》曰："大凡小肠有气则小便胀，小肠有热则小便痛"。在治疗上主张"疏利小便，清解郁热，其于调平心火，心清则小便利，心平则血不妄行。"

　　【临床应用】

　　金氏[5]应用加味导赤散加减治疗尿道综合征40例，取得了较满意的效果40例均为门诊病人，全部为女性，年龄16～70岁，病史20天～5年。诊断标准：①患者有明显的的排尿困难、尿频、尿急、尿痛，但无发热、白细胞增高等全身症状；②多次尿细菌培养菌落数<105/ml；③尿中红、白细胞增加不明显，<10个/HP；④病人多伴有心情烦躁、口渴欲饮、神疲腰痛，舌质红，苔薄黄，脉细数。加味导赤散方药组成：竹叶10g，生地10g，木通6g，生甘草梢10g，白茅根30g，莲子心10g，车前子10g，瞿麦10g。加减法：气虚加太子参、白术；阴虚加麦冬、知母；烦热甚加黄连、栀子；气郁加木香、青皮；瘀血加益

母草、泽兰；腰痛甚加川牛膝、桑寄生。每日1剂，水煎早晚分服。6剂为1疗程。间隔1日后可再服1~2个疗程。治疗2个疗程，痊愈24例，有效9例；3个疗程后，痊愈31例，有效6例，无效3例。总有效率92.5%。

陈氏[6]等对62例无菌性尿频－排尿不适综合征患者，按中医理论辨证施治，采用导赤散加味治疗，疗效显著，全部患者均为女性，年龄最小42岁，最大74岁，平均年龄55岁；病程最短6个月，最长6年，平均3.3年。方药：生地20g，木通10g，竹叶9g，黄芪20g，女贞子15g，益母草12g，太子参15g，甘草6g。脾虚者加党参20g，茯苓15g；肾虚者加杜仲、益智仁各15g；偏于湿热者加薏苡仁20g，蒲公英15g；情志郁结者加白芍15g，柴胡12g。每日1剂，水煎服。治疗期间停用其它药物，14天为1个疗程。治疗结果：治愈41例（占66.1%），有效18例（占29.0%），未愈3例（占4.8%），总有效率95.2%。

按：导赤散清心利水养阴之功效，清泻心经、肾经、膀胱之火；并辅以太子参、黄芪、女贞子加强益气养阴之功；又虑久病必瘀，遂用益母草祛瘀清热以助通淋利水。

【病案举例】

刘某，女性，58岁，1997年10月6日初诊。诉尿频尿急，尿道灼热，会阴部不适，反复发作6年，伴心烦多梦。曾到多家医院求治，西医诊断为泌尿系统感染。服用诺氟沙星、三金片、肌内注射青霉素、庆大霉素等，症状未见好转。近1个多月来小便频数，滴沥灼热，尿液浑浊不清，会阴部下坠感，发作频繁，时少腹胀痛，伴口干舌疮，心烦多梦，纳食减少，倦怠乏力，腰膝酸软，舌尖红绛，边有小溃疡点，舌苔薄白，脉数无力。3次中段尿培养未检出致病菌。B超检查双肾、输尿管、膀胱未见异常。血液、尿液分析均正常。诊断为无菌性尿频－排尿不适综合征。中医辨证为久病气阴亏虚，心火上炎，不能下交于肾，移热于膀胱，气化失司而致诸症。治当清心火，补气阴，利湿热，方用导赤散加味。处方：生地20g，木通、竹叶各10g，黄芪20g，女贞子15g，太子参20g，益母草15g，薏苡仁20g，蒲公英12g，麦冬15g，甘草6g。每日1剂，连服7天。忌食辛辣燥热之品，另用锡类散外涂口疮。并嘱注意外阴卫生，改用纯棉内裤。二诊：诉服药后尿频、尿急、尿道灼热感减轻，小便变清，舌疮已瘥，余症亦减，仍睡眠不佳，守前方再续服7剂。三诊：尿频、尿急、滴沥灼热已除，余症大减，惟感夜寐多梦。药已中病，同上方去蒲公英、益母草，加白芍、夜交藤各15g，又服10剂，诸羔悉解，精神清爽。为巩固疗效，嘱患者用黄芪、党参、麦冬各

20g，煎水送服六味地黄丸，早晚各 10g，连服 3 个月，随访 2 年未见复发。^[6]

参考文献

［1］朱建飞. 导赤散加味新用. 湖南中医杂志，1989，6：29-30.

［2］徐应彬. 导赤散对 52 例产后尿潴留的应用. 海南医学，2001，12（7）：65-66.

［3］邱桂芹，张力，肖兴江，等. 导赤散加味治疗产后尿潴留 115 例观察. 黑龙江中医药，1989，06：20.

［4］倪宣化. 产后尿潴留的中医治验一例. 重庆医学，1979，5：67.

［5］金维良. 加味导赤散治疗尿道综合征 40 例. 中医药通报，2002，1（6）：54-55.

［6］陈薇，林春裳. 导赤散加味治疗无菌性尿频-排尿不适综合征 62 例. 福建中医药，2000，31（6）：38.

第四章

儿科疾病

第一节 呼吸系统疾病

支气管肺炎

支气管肺炎是细菌、病毒、真菌、衣原体、支原体等病原体感染所致的支气管黏膜、肺泡和/或其间质炎症改变。是婴幼儿时期的常见病、多发病。临床以咳嗽、呼吸困难为主要表现的肺部感染性疾病。其病理改变是以小叶为单位，故又称小叶性肺炎。

支气管肺炎属于中医的肺炎咳喘范畴，中医学认为，本病病因系有外感风寒、风热从皮毛口鼻而入，侵袭肺系，亦有继发于麻疹、百日咳等急性热病之后。病理变化为邪闭肺络，肺失清肃而致。

治疗原则包括：保持呼吸道通畅，及时进行对症治疗，纠正缺氧、酸碱失衡及电解质紊乱，积极控制感染，加强支持疗法，防治并发症。而中医多为宣肺定喘，清热化痰。若痰多壅盛者，首先降气化痰；喘憋严重者，治以平喘利气；气滞血瘀者，治以活血化瘀；病久气阴耗伤者，治以补气养阴，扶正达邪；出现变证者，随证施治。

【病案举例】

刘某，女，3岁。1998年1月20日初诊。发热、咳嗽、气喘5天，曾在外院先后静点"先锋霉素Ⅴ"2天，"头孢哌酮钠"2天，同时配用"双黄连"静点4天，仍发热（体温38.5~39.2℃）。咳嗽、气喘、纳差、大便略干日1次，小便正常。查体：体温38.7℃，呼吸38次/分，神志清，精神萎靡，呼吸稍急，无明显发绀，双肺可闻及中量细小湿鸣及多量喘鸣，心率120次/分，律齐，心音有力，腹软，肝脾未触及。舌红苔黄厚腻，脉滑，胸片提示：支气管肺炎。诊断为肺炎喘嗽（支气管肺炎）。证属痰热闭肺，治宜清热化痰止咳平喘，方用麻杏石甘汤合导赤散加减：炙麻黄、杏仁、地龙各6g，生石膏15g，木通、黄芩、甘草各3g，葶苈子、生地、莱菔子各8g，焦楂10g。水煎频服，同时静脉点滴"青霉素"及"氨苄青霉素"，用药1天后体温降至

37.5℃，咳嗽、气喘明显减轻，肺部听诊湿鸣同前，喘鸣明显减少，以此方案治疗6天肺炎告愈。

按： 外邪犯肺，肺气郁阻，郁而化热，炼津成痰，痰阻肺络，不得宣通，肺气上逆而成肺炎喘嗽。此案麻杏石甘汤加黄芩清热宣肺，止咳平喘；葶苈子、地龙泻肺平喘；导赤散清热利水，使邪从小便而去；莱菔子、焦楂消食导滞，使邪从大便而去；再加上青霉素及氨苄青霉素抗炎，故疗效显著。[1]

第二节　消化系统疾病

一、鹅口疮

鹅口疮又名雪口病，白色念珠菌感染所引起的口炎。主症为口腔舌上满布白色糜点，形如鹅口，故名。多见于新生儿、营养不良、腹泻、长期使用光谱抗生素或激素的患儿。常有污染的乳具感染，新生儿多由产道感染，或因哺乳奶头不洁或喂养者手指的污染传播等。一般症状轻微，可因疼痛拒绝吃奶，若患儿的抵抗力极度低下或治疗不当，病变可向消化道、呼吸道甚至全身蔓延，严重者危及生命。

本病亦属于中医的鹅口疮。《诸病源候论》卷五十："小儿口里所起白屑，乃至舌上成疮，如鹅口里，世谓之鹅口。"中医学认为其病因有虚实之分，实证为胎热内蕴，口腔不洁，感染秽浊之气，蕴于心脾，可用导赤散加减治疗。而虚证者，多有胎禀不足，病后失调、久泻久利致气阴耗散，虚火上炎所引起。

【病案举例】

王某，女，2月。发病5天，局部口腔及舌尖较多的白屑，流涎，全身症状有吮乳啼哭，呐喊，喉有痰声，小便少色黄，伴发热，指纹色红，舌尖红，苔薄黄腻。证属心脾有热，夹外感发热。药用生地6g，淡竹叶5g，车前子5g，生石膏（先煎）8g，连翘10g，浙贝母6g，薄荷5g，炒牛蒡子（打）6g，黄芩5g，生谷芽10g，生甘草2g，黄连1.5g。2剂。并用冰硼散少许搽口腔，每日2次。二诊：局部皮损明显消退，热消，纳增，拟原方去黄连，加石斛，3剂而愈。

按： 此例患儿为心脾有热，夹风热感冒，故方中加清热祛风化痰药物如薄荷、炒牛蒡子、浙贝母等，并佐以谷芽消食健胃，加石斛养阴生津而取效。[2]

二、疱疹性口炎

疱疹性口炎是小儿容易发生的单纯疱疹病毒 I 型引起的急性口腔黏膜感染，也可单独发生在唇及口周皮肤，有的学者认为主要是经呼吸道、消化道与皮肤黏膜直接感染有关。本现的流行多在冬春两季，但终年都可以发生。疱疹性口炎多见于 1～3 岁的小儿，有自限性。

本病发病往往在发热后，体温可高达 38～40℃。好发于唇红部及邻近口周皮肤和口腔黏膜。先是出现散在红色斑疹，很快斑疹上形成散在或成丛的小水泡，周围有红边。水泡很快溃破，形成浅溃疡迅即结痂，数日即脱落自愈。婴儿发生在口腔黏膜者，常因拒食啼哭才被发现。年龄越小，全身反应越剧烈，口腔症状也较重。

疱疹性口炎属于中医学口疮的范围，中医学认为主要病因有风热乘脾、心脾积热、虚火上炎。本病病程长，西医无特异疗法，全身可根据症状采取对症治疗（或特异治疗）。中医则根据起病、病程、溃疡溃烂程度、伴随症状区分虚实，从溃烂部位辨别所属脏腑，实证治以清热解毒，泻心脾积热；虚证则以滋阴降火，引火归原；同时可配合外治疗法。

【临床应用】

郑氏[3]用川连导赤散加味治疗 32 例，疗效满意，32 例均来自门诊。其中男 15 例，女 17 例；1～3 岁 20 例，3～7 岁 8 例，7～10 岁 3 例，33 岁 1 例；年龄最小 1.5 岁，最大 33 岁。方药组成：川黄连 5g，竹叶、山栀子、木通各 6g. 甘草、薄荷各 3g，连翘 10g，板蓝根、石膏各 15g，玄参、莱菔子各 8g。以上为 3 岁小儿用量，每日 1 剂，复渣煎，早晚各服 1 次，如高热可日服 2 剂，复渣煎，每 4 小时服 1 次。如大便秘结加大黄，齿龈红肿甚加蒲公英，颌下淋巴结肿大加夏枯草、昆布、牡蛎。治疗结果：痊愈（2 天内热退，5～7 天口腔疱疹及齿龈红肿消失，10 天内颌下淋巴结消失者）20 例；有效（3 天内热退，口腔疱疹、齿龈红肿 1 周内消失，颌下淋巴结 2 周内明显缩小者）9 例；无效（加服西药退热片或抗生素者）3 例。郭氏等[4]运用加味导赤散治疗疱疹性咽峡炎 32 例，并与西药治疗对照观察，将符合疱疹性咽峡炎诊断标准的患儿，按门诊挂号单、双号，依次分为治疗组与对照组。治疗组 32 例中，男 18 例，女 14 例；年龄最小者 9 个月，最大者 3 岁 7 个月；平均发病时间为（1.75±0.84）天。对照组 36 例中，男 19 例，女 17 例；年龄最小者 10 个月，最大者 3 岁 9 个月；平均发病时间为（1.89±1.06）天。两组的临床表现、性别、年龄及发病时间均无显著差异，具有可比性。两组均予美林退热，每6小时服药1次。治疗组：以导赤散加味：生地黄、淡竹叶、金银花各6g，木通、生甘草、黄连各2g，栀子4g。对照组：予利巴韦林15mg/kg，青霉素10万u/kg，维生素C 1g，每日1次，静脉滴注。治疗组显效12例，有效18例，无效2例，总有效率为93.75%；对照组显效5例，有效18例，无效13例，总有效率为63.89%；治疗组临床疗效及退热时间明显优于对照组（$P < 0.05$）。

涂氏[5]采用加味导赤散治疗小儿疱疹性口炎100例，疗效满意，现介绍如下：本组疱疹性口炎100例，其中女性48例，男性52例，最小年龄6个月，最大年龄6岁，发病1～7天。发病1～3天投用本方63例，3～7天投用本方37例。中医辨证均属心经热盛，脾胃积热。加味导赤散：生地、木通、竹叶、麦冬、大青叶各10g，甘草梢、赤芍各6g为基本方。以本方每日1剂煎服，日分3服。100例中治愈94例，占94%；好转4例，占4%；无效2例，占2%，总有效率98%。随访服药2剂愈合者82例，3剂愈合者18例。郭氏[6]采用加味导赤散治疗小儿疱疹性口炎，疗效满意。诊断为疱疹性口炎的患儿88例，男性60例，女性28例，年龄3个月～2岁，发热病例78例。患儿口唇、舌、腭、颊部均有不同程度黏膜溃疡。治疗方法：将88例患儿分成两组。治疗组56例，采用加味导赤散：生地4g、木通4g、竹叶4g、甘草3g、板蓝根5g、车前子4g、儿茶3g、生石膏8g。热盛加知母4g，便秘加大黄3g，烦燥不安加勾藤3g，蝉蜕3g。6个月以内患儿上述量酌减。日煎1剂，分2～3次温服。对照组32例，主要是支持疗法和对症处理，用5%葡萄糖氯化钠注射液、10%葡萄糖溶液加入维生素C和维生素B$_6$等静脉点滴，补充液体量的多少依据患儿体重以及发热情况而增减，同时溃疡处涂以1%"疱疹净"眼药水每天3～4次。两组用药均为2～5天。治疗组56例中，痊愈42例，有效12例，无效2例，总有效率为96.4%。对照组32例，痊愈10例，有效14例，无效8例，总有效率为75%。$P < 0.01$，有显著性差异。按：疱疹性口炎多见于婴幼儿，由单纯疱疹病毒引起，病程约7～14天。西医治疗目前没有特效药物，主要是全身支持疗法和对症处理。采用中医方药治疗本病，疱疹性口炎多是属于实热证，方药导赤散中，生地凉心血而降心火，竹叶清心除烦，木通导热下行，甘草清热解毒。调和诸药，故能治心经与小肠之热证，心火得清，口糜则愈，加上清热解毒的板蓝根和清热泻火的生石膏以清诸热，以利水清热的车前子协同木通导热下行，再配上敛疱生肌的儿茶，以促使口腔溃疡面的尽早愈合。

张氏[7]中西医结合治疗小儿疱疹性口炎45例，效果显著。68例患儿，男 41 例，女 27 例；治疗方法将 68 例患儿随机分成中西医组或西医组。中西医组：（45 例）方药用导赤散加减：生地、淡竹叶、木通、连翘各 6g，金银花、板蓝根各 10g，生石膏 15g（先煎），生甘草 3g。根据患儿年龄，症状，药量有增减，每日 1 剂，分 2 次服，适当给于西药支持对症处理。西医组：（23 例）主要是支持疗法与对症处理，用 5% 葡萄糖氯化钠注射液，10% 葡萄糖溶液加入维生素 C、维生素 B$_6$ 等静脉滴注，液体量的多少依据患儿发热情况以及体重有增减，同时溃疡处涂以碘甘油（主要成分为碘、碘化钾），2~3 次/天，上述 2 组用药均为 2~4 天。结果中西医组（45 例）：显效 30 例，有效 13 例，无效 2 例，总有效率为 95.6%；西医组（23 例），显效 9 例，有效 8 例，无效 6 例，总有效率为 73.9。两组相比，中西医组明显优于西医组（$P <$ 0.01）。

【病案举例】

1. 陈某某，女，2.5 岁。1993 年 6 月 13 日初诊。其母代诉：患儿发热，齿龈红肿，口舌起疱不能进食，流涎，烦躁啼哭 2 天。刻诊：患儿体温 39.1℃，面色红赤，舌尖及两颊黏膜可见多个 2mm 直径的溃疡，齿龈红肿，触之出血，颌下淋巴结肿大，压痛，舌红、苔黄，指纹红紫。中医诊为口疮，证属心脾积热，复感时邪病毒，治宜清解心脾积热，兼疏解外邪，方用川连导赤散加味，2 剂，渣复煎，每 4 小时服 1 次，1 天服完。服药后第 2 天热退，精神好转，口腔溃疡及齿龈红肿减轻，颌下淋巴结未消，继上方再进 2 剂，日 1 剂，渣再煎，早晚各服 1 次。第 4 天后颌下淋巴结明显缩小，上方去薄荷、连翘、石膏，加夏枯草、昆布、麦芽再进 2 剂，药后症状体征全部消失而痊愈。

按：中医认为疱疹性口炎是感染时邪病毒，故在治疗上，既要清心脾积热，又要疏解时邪病毒，这是与一般口疮论治的不同之处。运用川连导赤散加味治疗，其中川连导赤散清心经实热，加用石膏清胃火，栀子清热泻火，玄参泻火解毒，薄荷、连翘疏解外邪，使邪从汗解，板蓝根清热解毒，中医学认为有抗病毒作用，莱菔子消食导滞。药证相合，故用之有效。[3]

2. 杨某，男，5 岁，1987 年 4 月 10 日初诊，患儿发热流涎，舌、口腔黏膜疱疹破裂形成溃疡，以传统方法对症治疗病程 7 天不愈。证见发热，心烦，不安，小便赤，面赤唇红干燥，舌尖红苔微黄，脉微，口腔黏膜舌背满布溃疡，溃疡边缘充血红肿，证属心火上炎热移小肠，宜泻心火，清热养阴，引热下行。投加味导赤散：生地、木通、竹叶、麦冬、大青叶各 10g，甘草梢、赤芍各 6g，次日全身症状好转，重服本方溃疡变浅缩小而愈合。

按： 加味导赤散，本方功能精热养阴，凉血化瘀解毒，有抗炎抗病毒作用。方中生地、麦冬清心胃热邪养阴而制火，木通、竹叶清心降火导热下行，大青叶清热解毒透达表里，赤芍走血分凉血活血化溃疡之瘀，甘草泻火调合诸药，诸药合用有透达表里，清心脾，导热下行之效。[5]

3. 李某，女，1岁8个月，患儿3天前因感冒发热在门诊西医儿科治疗，今早患儿拒食早餐、流口水，发现口内黏膜上多处有小水疱及溃疡，大、小便正常，转来口腔科就诊。检查：发育正常，营养尚可，体温36.7℃，流涎、舌尖及颊部黏膜有数个浅溃疡、水疱、舌质红、舌苔黄。诊断为疱疹性口炎，给予5%葡萄糖氯化钠溶液150ml加维生素B_6 0.1g，肌苷0.1g，辅酶维生素B_4 50u静脉点滴：10%葡萄糖溶液100ml加维生素C 0.5g静脉点滴，局部涂碘甘油每日4次，方药2剂：生地、木通、淡竹叶、连翘各3g，板蓝根6g，金银花5g，生石膏8g，甘草1g，每日1剂，2天后病情大为好转，转服板蓝根冲剂以解毒利咽，清胃热，2天后痊愈。[8]

三、复发性口腔溃疡

复发性口腔溃疡又叫阿弗他口炎。病因不明，多见于学龄儿童。

口腔溃疡如发于口唇两侧者，称为"燕口疮"；满口糜烂如腐，色红作痛者，称为"口糜"，是小儿时期常见的口腔疾患。临床上以口颊、舌边、上颚、齿龈等处发生溃疡为特征，年长儿多述疼痛，小婴儿多因疼痛而出现拒食、哭闹，严重口腔溃疡的患儿可伴发热、流涎等症状。临床多见于3岁以下的婴幼儿。

口腔溃疡属中医学"口疮"的范畴，中医早就有记载。《素问·至真要大论》亦有"火气内发，上为口疮"的记载。《幼幼集成·口疮证治》曰："口疮者，满口赤烂，此因胎禀本厚，养育过温，心脾积热，熏蒸于上，以成口疮……"。《诸病源候论·口疮候》又云："小儿口疮，由气血盛，心有客热熏上焦，令口生疮也。"《幼科释谜》中说："大抵此疾，不拘肥瘦，血气盛，又将养过温，或心脾有热，或客热在胃，熏逼上焦而成。此为实证。宜宣热拔毒，使无炎炽，则自愈也。"本病西医没有特殊的治疗方法。中医辨证以脾胃积热和（或）心火上炎所致的实证为主，虚火上浮的虚证则较少见。

【临床应用】

邱氏[9]运用导赤散合清胃散加减治疗小儿口腔溃疡30例，效果显著。本组 30 例患儿，其中男 19 例，女 11 例。其中 19 例就诊前经西医抗感染、对症治疗无效而就诊。30 例患儿均用导赤散合清胃散加减治疗。基础方为：竹叶、木通、山栀、黄连各 6g，当归、生地各 5g，石膏 12～30g，怀牛膝 8～12g，升麻、丹皮各 6g，乌梅 9g，甘草 3g。加减：大便秘结者加大黄、枳实、瓜壳；双侧扁桃体明显肿大者，加僵蚕、夏枯草、大力子；舌苔黄腻者，去生地加滑石、蒲公英、土茯苓；舌红少津者，去山栀、升麻，加石斛、芦根、麦冬。每日 1 剂，水煎分 3 次服，同时用淡温盐水洗漱口腔。治疗结果：痊愈 24 例，好转 6 例。随访 2～4 周，无复发。陈氏[10]在导赤散的基础上加味，易散成汤，治疗小儿口疮 66 例，疗效满意。66 例均为门诊病例。其中男 35 例，女 31 例。方药组成：生地 5～15g，麦冬 5～12g，木通 3～9g，车前子 3～10g（包），鲜竹叶 5～6g，甘草梢 3～6g。加减：火热较盛者加山栀 1～5g，连翘 5～9g；便结者加大黄 3～8g（后下）；兼有温热者加黄连 2～4g，滑石 6～10g（包）；营养不良者加太子参 5～12g；阴虚火旺者加知母 3～8g、玄参 5～10g。用法：水煎频服，日服 1 剂，重者可日夜各服 1 剂。结果：66 例全部治愈。一般服药 2～5 剂，平均服药 3 剂。

王氏[11]应用导赤散加减治疗小儿口腔溃汤 24 例，取得了较好的疗效。24 例均为门诊患者，其中男 11 例，女 13 例，根据中医辨证，均属于心脾积热实证。其临床症状有发热烦躁，口痛拒食，口舌糜烂，唇红面赤，便秘溲赤，舌红，苔腻，脉数等。导赤散加味：淡竹叶、生石膏（先煎）、鲜芦根各 15g，鲜生地 10g，木通、生甘草各 5g，生大黄（后下）3g。辨证加减：兼外感风热加银花、连翘、板蓝根。热甚伤津重加石斛、玄参、麦冬。兼湿热加绵茵陈、薏米仁等。服法：每日 1 剂煎汁，每汁 150ml，分 5～6 次饮服。治疗 2 疗程后观察疗效。24 例患者中，痊愈 21 例，有效 2 例，无效仅 1 例，总有效率达 95.8%。周氏等[12]在临床上采用自拟的加味导赤汤治疗小儿口疮 98 例，疗效显著。98 例病人其中男性 55 例，女性 43 例。治疗方法：内服加味导赤汤。药物组成：生地 12g，木通、甘草各 3g，竹叶、马勃（布包）、人中黄（布包）各 5g。加减：热甚者加山栀、黄芩各 10g，石膏（先煎）30g；咳嗽者加桔梗、杏仁各 5g；食滞者加焦楂曲各 10g；便秘者加生大黄（后下）3～5g。上述药物 1 天 1 剂，水煎分多次服。另可加用锡类散吹口，每日 2～3 次。经上述方法治疗，全部病例均治愈，其中 2 剂治愈者 65 例，3 剂治愈者 16 例，4～5 剂治愈者 17 例。

按：加味导赤汤是由导赤散加马勃、人中黄而得，方用生地凉血滋阴以制心火，木通上清心经之热，下则清利小肠，竹叶清心除烦，生甘草清热解毒，调和诸药；加用人中黄入心、胃经，味甘寒，具清热解毒之功；马勃辛、平，有清热利咽，解毒止血之效，外敷能治诸疮。

付氏[13]以三黄导赤散加味治疗小儿急性溃疡性口腔炎33例，均治愈。33例患儿中，男15例，女18例。药物组方：黄芩10g、黄连6g、大黄5g、生石膏15～30g、竹叶9g、生地9g、木通5g、甘草6g，每日1剂水煎分3次服用。加减：高热惊厥者加钩藤6g，僵蚕6g，溃疡面融合成片者加金银花15g，蒲公英15g，颔下淋巴结肿大者加夏枯草9g。本组病例，服上方3天治愈26例，5天治愈6例，显效1例。邱氏[14]是在导赤散的基础上加味治疗"心经热盛和心热下移小肠证"48例，疗效显著。48例中，男23例，女25例，年龄最大的74岁；最小的2岁；成人20例，小儿28例。组方：生地60g、木通、甘草、竹叶、乌梅、黄柏各10g，焦三仙各10g，灯心草2g，细辛2g，小儿用量减半。用法：常规水煎，日1剂，成人早晚分服，小儿频频饮服。48例患者全部治愈，治愈率为100%。

【病案举例】

1. 叶某某，男，1岁半，1993年5月6日初诊。其母代诉：患儿发热3天后，口腔内出现多处溃疡，面赤，烦躁不安，哭闹不止，拒食涎多，3天无大便，小便短黄。刻诊：颊部、下唇内溃疡融合成片，齿龈充血，呈暗红色，咽部充血（＋＋），乳蛾稍大，舌红、苔薄黄，脉滑数，诊为口糜。此乃膀胱移热小肠，脾胃之热上蒸所致。治宜清热解毒，通腑泻火。处方：生地10g，木通、滑石、丹皮、川牛膝、生大黄（后下）各6g，甘草梢、黄连各3g，灯心草3扎，淡竹叶5g，赤茯苓9g，3剂，水煎服。外用青黛散加少许蜂蜜调糊，涂口。9日二诊：药后症状大减，溃疡消失，面色红润，睡眠安静，主动进食，体温正常。舌淡红、薄白苔，脉细略滑。再服2剂而愈，随访1年未复发。

按：本案患儿因外感热邪，饮食积滞，热蕴脾胃，上熏口舌而发口糜，兼见烦躁啼哭，拒食涎多，"膀胱移热小肠，膈肠不便"而大便不通，小便短黄；热毒炽盛，而发热、面赤，脉滑数。方取导赤散合凉膈散加减化裁，以黄连、甘草梢、川牛膝、青黛散清热解毒凉血，灯心草、木通、滑石、淡竹叶清心除烦，大黄、生地通俯泻火，一通一润，津液免受其劫，达到大便畅通，里热下达，口糜得缓，是为"上病下取"之意，故疗效迅速而巩固。[15]

2. 患儿，女，6岁，2007年6月17日初诊，口腔溃疡疼痛数10日，曾在西医院治疗，予多种维生素、抗生素口服，效果不显，进食食物疼痛加重，口臭，喜流食，无发热，眠差，易惊醒，汗多，龄齿，流脓涕，小便偏黄，大便秘结。望诊：舌面及咽峡部溃疡面多个，疮面大小不等，咽部红，舌尖红苔腐，脉数。方用导赤散加减：木通3g，生地黄10g，竹叶10g，生石膏30g，玄参15g，当归10g，黄连3g，甘草6g。4剂，每日1剂，水煎服，取汁300ml，分3次服。外用冰硼散敷疮面，早晚各1次。二诊，口腔溃疡疮面有缩小，疼痛减轻，进食固体食物疼痛仍明显，口臭，酷食冷饮，夜间睡眠较前有好转，盗汗，齘齿，时有脓涕，小便偏黄，大便干结，舌红苔白偏燥，脉数。予清胃散加减：生地黄10g，升麻10g，黄连4g，牡丹皮15g，当归身10g，石膏20g，生麦芽10g，生谷芽10g，甘草6g。4剂，每日1剂，水煎服，取汁300ml，分3次服用。停用冰硼散，嘱其多饮水。三诊，口腔溃疡仍反复发作，时好时坏，疼痛时有轻重，进食疼痛，大便干稀不调，余症状均缓解不明显，患儿精神欠佳，懒言，脾气暴躁。仔细询问患儿及家长，言罹患口腔溃疡至今已有一月又半，病情反复，病痛折磨，患儿饮食日渐减退，体重较病前减少2kg。望诊所得：患儿形瘦神欠佳，面色萎黄，口腔内疮面数个，大小不一，舌淡苔薄黄。更方为健脾丸加减：党参10g，白术10g，山药9g，莲子肉10g，茯苓15g，砂仁15g，藿香9g，炒麦芽15g，焦山楂12g，木通3g，灯心草15g，黄连4g，甘草6g。4剂，水煎服，每日1剂，取汁300ml，分3次服。四诊，患儿口腔溃疡痊愈，饮食恢复，疼痛无，无口臭，精神转佳，盗汗、齘齿减轻，睡眠佳，二便调。予上方去黄连、木通、灯心草，加桔梗12g。3剂，水煎服，每日1剂，分次服用，患儿诸症悉除。

　　按：本病例初诊时结合四诊所得辨病为"口疮"，辨证为"心脾积热"，拟清心养脾，泻热止痛，故选方导赤散。二诊时患儿口秽臭，尤喜食冷饮，结合四诊辨病同前，辨证为"胃火炽热"，拟清泻胃热，健脾养阴，故方用清胃散加减。三诊时，考虑患儿患病时长，反复发作，结合四诊辨病为"口疮"，辨证为"脾胃不健，心火上炎"，拟和脾健运，清心泻火，方用健脾丸加减。四诊时，为疮证后期，当调理脾胃为主，故去清泻之品，运脾理气，病乃愈。[16]

　　3. 田某某，男，出生23天．1999年1月17日初诊。近2日烦躁哭闹不已，进乳则吐，腹胀，小便频数，无大便。诊见：口舌赤红，流涎，舌尖有5~6个白色溃烂点、苔黄，脉细而数。证属心脾积热，热移小肠。治以清热泻火，通腑利尿。药用：生地3g，木通3g，甘草3g，大黄末3g，芒硝1g水煎服。每日2/3剂，分4次服用。用药2小时后有状如羊屎样干硬火便排出。连服2剂，腹胀和呕吐症状消失，继而口疮痊愈。

按：此病例系胎热化火结于脏腑，腑气不通，不能污热于下面出现的火热证。方中用大黄推陈出新，佐以芒硝软坚，生地滋阴行舟，木通利水。药证合拍，故药到病除。[17]

四、口周皮炎

口周皮炎系口周、鼻唇沟等处出现丘疹、丘疱疹、脓疱、红斑脱屑等损害呈周期性发作。本病的发病机制还不清楚，日光、饮酒、进热食、寒冷等刺激等可加重。临床表现：在口腔周围出现 1～2mm 大小的丘疹、丘疱疹、脓疱红斑等；散在分布好发于鼻唇沟、上唇、颏鼻额部。口唇周围有一狭窄皮肤不受累，大多数损害对称分布；早期为单侧，约 2 周后，丘疹、脓疱消失留有红斑及脱屑，酷似脂溢性皮炎，逐渐消退；自觉瘙痒及烧灼感；病情可周期性发作。本病属中医"唇风"、"紧唇"范畴。治疗以避免一切外源性刺激。

【病案举例】

1. 蒋某，男，5 岁。发病已 10 余天，局部可见口周及口唇干燥，色红，患儿一日数 10 次用舌添唇及周围，诉不舔则有燥裂疼痛感。全身症状为口渴喜冷饮，大便干结，2～3 天一次，小便黄少，舌质红，苔薄黄，脉略数。证属心脾有热，上炎于口所致。治拟清热生津，泻火利尿，佐润肠通便。方用生地 8g，淡竹叶 5g，木通 5g，生石膏（先煎）10g，黄芩 5g，炒牛蒡子（打）10g，连翘 10g，冬瓜仁 10g，石斛 8g，生甘草 3g。3 剂。患儿家属诉 1 剂药即见效，3 剂即痊愈。

按：此例心脾有热，伴有口渴喜冷饮，为热盛津伤，小溲黄少，为心移热于小肠，热甚津伤则大便干结。方中加用连翘清热，加车前子助清热利尿引热下行，加用石斛助生津，加炒牛蒡子、冬瓜仁润肠通便。[2]

2. 韩某，男，14 岁，2001 年 7 月 6 日初诊。口唇糜烂 1 年余，时轻时重，经多方治疗不愈。刻诊：上下唇竖形破裂，裂口流出血水，唇部肿胀，皮厚有痂，微痒微痛。伴心烦、口干。舌尖红，苔薄黄微燥，脉细数。诊为唇风，证属心火内炽，湿热蕴结。治以清热泻火，除湿养阴。清心导赤散加味：黄连、连翘、赤小豆各 10g，生地 20g，木通、淡竹叶各 6g，土茯苓、车前草、白茅根各 15g，水灯芯 12g，甘草 5 剂。7 月 13 日复诊：唇部肿胀减轻，血水未流，痒痛消失，惟皮厚裂口未愈。原方去赤小豆加玄参、知母各 10g 养阴润燥，3 剂。1 年后确方，患者诉服药毕，唇风愈。[18]

按：方中黄连、连翘清心、泻火、解毒直折燎原之势；生地清热、凉血、滋阴以制亢旺之火；木通上清心经之郁热兼通脉，下泄小肠之郁火而通淋；土茯苓、车前草清热解毒以除湿；赤小豆解毒消肿以排脓；淡竹叶、水灯芯清心火、除烦热，导热下行而利水；生甘草清热解毒。调和诸药。上药合用，泻心火以解疮毒，清郁热而利血脉，使火毒清解，营血调和，则疮疡自愈矣。

第三节　泌尿系统疾病

一、神经性尿频

尿频是指每日排尿次数明显增加，而每次尿量较少的一种现象，它可由器质性疾病引起，也可因神经功能失调或习惯所致，后者称为神经性尿频。神经性尿频症指非感染性尿频尿急，是儿科一个独立的疾病，患儿年龄一般在2～11岁，多发生在学龄前儿童：其发病特点为尿频，每2～10分钟一次，患儿尿急，一要小便就不能忍耐片刻，较小患儿经常为此尿湿裤子，可继发尿路感染或阴部湿疹。

诱发本病的主要原因：一方面是小儿大脑皮层发育尚不够完善，对脊髓初级排尿中枢的抑制功能较差，容易受外界不良刺激的影响而出现障碍，另一方面是孩子生活中有一些引起精神紧张，对精神状态造成不良刺激的因素，例如生活环境的改变，孩子对刚入托，以及害怕考试或对某种动物的惧怕等，这些都可能使小儿精神紧张，焦虑，使抑制排尿的功能发生障碍，结果表现出小便次数增多。

【临床应用】

武氏[19]等以导赤散治疗小儿神经性尿频26例，取得较好的疗效，26例患者均为门诊病例，其中女15例，男11例；年龄3～10岁，平均年龄6.6岁；病程最短7天，最长1月余，平均11.5天。明确诊断为神经性尿频。所有选择病例均有舌尖红，苔黄，脉滑或数。治疗方法：选用导赤散加减治疗，方药：生地黄、淡竹叶、连翘、莲子心、甘草梢，剂量随孩子年龄大小增减。随症加减：若伴口干喜饮者，加芦根、麦冬；心烦哭闹者，加栀子、豆豉；大便干结者，加玄参、生大黄；口舌生疮者，加黄连、生石膏。7为1个疗程。治疗结果：26例患儿中治愈20例，好转5例，无效1例，有效率为96.15%。

【病案举例】

张某，女，4.6岁，以尿频8天就诊。主要症状见每日排尿次数达25～30次，伴有口干、哭闹症状，舌尖红，脉滑。予生地黄10g，淡竹叶6g，生甘草梢3g，连翘6g，莲子心3g，栀子5g。水煎服，3剂。服药后尿频明显改善，尿次减少，原方加山药10g，续服3剂。尿频消失，排尿次数正常，1个月后随访，未复发。

按： 小儿神经性尿频临床较多见，传统中医理论认为其病因缘于先天禀赋不足，脾肾气虚，下元虚冷所致。小儿本为稚阴稚阳、生机旺盛之体，阳常有余而阴常不足，心气有余，心火易亢，更由于物质条件的改善，肥甘膏粱厚味的增加，多数患儿出现心脾蕴热的表现，心与小肠相表里，心经积热，心热下移小肠，热迫膀胱，导致尿意频频，尿次增加，并见口干心烦，舌尖红赤等心火上炎之象，故选用《小儿药证直诀》名方导赤散加减治疗，方中生地黄凉血滋阴以制心火，淡竹叶、莲子心清心除烦，连翘、甘草梢清上泻下。共奏清心泻热、清利小肠之效。[19]

二、小儿尿道综合征

尿道综合征又称无菌性尿频，临床以尿频为主要表现，尿急、尿痛常不明显。本病无膀胱、尿道器质性病变，且中段尿细菌定量培养为阴性。目前本病的病因尚不明确，但认为本病的发生多与以下因素有关：局部刺激，真菌、支原体或普通细菌感染等。因本病并非尿路感染，故抗感染治疗往往无效。由于病因不明确也缺乏特别有效的方法。

【临床应用】

李氏[20]以通涩并用为原则治疗小儿尿道综合征，疗效满意，病例共77例，随机分为2组。治疗组42例，男15例，女27例；年龄3～13岁，平均7岁；病程1月～2年。对照组35例，男11例，女24例；年龄3～12岁，平均6岁；病程半个月～1年。2组性别、年龄、病程等一般资料经统计学处理，差异无显著性意义（$P > 0.05$），具有可比性。诊断标准：①尿频，尿急、尿痛不明显，小便淋沥不尽，排尿总量正常，昼轻夜重。②尿常规检查正常，未见红细胞、白细胞，尿细菌培养阴性。治疗组以通涩互用为治法，方选缩泉丸、六味地黄汤、导赤散加减化裁。处方：乌药、山药、益智仁、山茱萸、生地黄各6～10g，茯苓6～8g，牡丹皮、泽泻、木通、竹叶、甘草各3～6g。每天1剂，水煎2次，取汁混合，分3次服。忌辛辣煎炒食物。连服15天为1疗程，治疗1疗程后观察疗效。对照组谷维素，每次10mg，每天3次，口服。连服15天为1疗程，治疗1疗程后观察疗效。治疗组治愈38例，好转3例，无效1例，治愈率90.5%，总有效率97.6%。对照组治愈2例，好转10例，无效23例，治愈率5.7%，总有效率34.3%。2组治愈率、总有效率比较，差异有非常显著性意义（$P < 0.01$）。

【病案举例】

易某，女，8 岁，1998 年 9 月 12 日初诊。3 个月前开始出现尿频、尿急、小便淋沥不尽等症状，在当地卫生院诊断为尿路感染，予氨苄青霉素、庆大霉素、先锋霉素等药物治疗 2 个月，未见明显效果后改用中医治疗，先后用八正散、补中益气汤、六味地黄汤等治疗 1 个月，仍无明显改善。诊见：尿频、每天 20 余次，晚上较甚，小便淋沥不尽，尿液混浊，纳差，手足不温，畏寒怕冷，大便稀溏，眼睑浮肿，舌淡、苔薄腻，脉细弱。辨证属脾肾两虚，湿浊下注，虚实相兼。治以通涩并用，补泻同施，以导赤散、缩泉丸、六味地黄汤化裁。处方：山药、益智仁、乌药、生地黄、山茱萸各 10g，木通、竹叶、甘草、牡丹皮、茯苓、泽泻各 6g。每天 1 剂，水煎 2 次，药液混合，分 3 次服。服 5 剂后，尿频明显减轻，饮食增加，大便正常。继守原方治疗 10 天，尿频消失，每天排小便 5 次，诸症消失而愈。随访 2 年无复发。

按：小儿尿道综合征的病因尚未明确，临床上容易与尿路感染相混淆，易被误诊。而长期使用抗生素治疗，很难避免药物毒副作用。本病属中医学气淋范畴，多因先天禀赋不足，加之病程迁延日久以及药物毒副作用的影响，其病机多为虚中夹实。一方面脾肾两虚，气不化水，小便失约故尿频；另一方面外湿易于乘虚而入，湿浊下注，致膀胱气化不利，水道不利而淋沥不尽。治疗时纯以固涩而湿浊缠绵难除，纯以清利则脾肾虚损难复，均不利于病情康复，而通涩并用，补泻同施，方能切中病机，故选用缩泉丸、六味地黄汤固涩脾肾缩尿，以导赤散利湿除浊通淋，如此谨守病机，扶正祛邪，收效颇佳。[20]

第四节　神经系统疾病

一、多发性抽搐症

多发性抽搐症又称"抽动–秽语综合征"、"进行性抽搐"、"冲动性肌痉挛"等。是临床较为常见的儿童行为障碍综合征，以面部、四肢、躯干部肌肉不自主抽动伴喉部异常发音及猥秽语言为特征的综合症候群。特征是患儿频繁挤眼、皱眉、皱鼻子、撅嘴等；继之耸肩、摇头、扭颈、喉中不自主发出异常声音，似清嗓子或干咳声。

中医历代文献无此病名，据其临床表现，在一些文献中可见类似描述。如明·王肯堂《证治准绳·幼科·慢惊》："水生肝木，木为风化，木克脾土，胃为脾之腑，故胃中有风，瘛疭渐生，其瘛疭症状，两肩微耸，两手下垂，时腹动摇不已……"当代医家多将本病归于"瘛疭"、

"慢惊风"、"抽搐"、"筋惕肉瞤"等范畴。其病因多为早产、难产、剖腹产、产伤、窒息、头部外伤、多种感染、环境因素等有关。其症状时轻时重，反复发作，不经正确治疗很难自愈。中医药治疗该病副作用小，易被患者接受，远期疗效稳定。

【病案举例】

王某，男，12岁。有强迫行为，常重复做小动作，自觉眼中异物感，挤眼耸肩，腹部肌肉抽动，喃喃自语，时说脏话，睡眠差，舌尖红，苔白。辨证为心肝热盛，肝风内动。以黄连导赤散加减，处方：生地15g，淡竹叶12g，川木通10g，黄连6g，丹皮12g，炒栀子10g，白芍20g，生龙骨30g，生牡蛎30g，全虫10g，蜈蚣2条，夜交藤20g。水煎服，日1剂。服6剂后，上述症状减轻。效不更方，续进6剂后抽动已不明显，自语减少。随访1年余，一般情况尚好。

按： *小儿心肝常有余，心火易亢，肝风易动，心火肝风上扰，则出现抽动、秽语、烦躁不安等表现。"心无热不惊，肝无风不动"，治以清心散热、镇惊熄风，方以黄连导赤散加减，常用药物有生地、淡竹叶、川木通、黄连、丹皮、炒栀子、白芍、龙骨、牡蛎、全虫、蜈蚣、蝉蜕、钩藤等，睡眠差加炒枣仁、炙远志、夜交藤等，痰多则加半夏、胆南星。*[21]

二、儿童多动综合征

儿童多动综合征又称注意力缺陷多动症、轻微脑功能障碍、注意力不足症。临床特征是注意力不集中，动作过多、冲动行为，以及成绩落后，但是患儿的智力基本正常。其中14岁以下儿童的患病率为7%～9%，男孩患病较多。

本病在中医学古代书籍中没见专门的记载，根据其临床表现可归为躁动症中，又与健忘、失聪证等有关。中医学认为，病因主要是禀赋不足，产伤、外伤及生长发育影响。病机主要是阴阳失调，心、肝、脾、肾功能不足。本病辨证以虚为主，疾病过程中可以见到痰浊、湿热、瘀血等兼证出现。

治疗上有教育疗法、行为疗法、药物治疗等。中医药对儿童多动综合征的治疗难以象西药那样在短期内明显奏效，但其不仅在增强体质、调理脏腑、促进食欲方面有着独特的作用，而且对西药治疗无效者，也可改善其症状。

【病案举例】

1. 王某，女，4岁多。平素好动，不能自控，好做小动作，注意力不集中，性情急躁易怒，冲动任性，纳差，大便干结，一周一行，睡眠较差，舌红，苔白少津。辨证为心经积热，心神不宁。以黄连导赤散加减，处方：生地15g，淡竹叶10g，川木通10g，黄连6g，丹皮10g，栀子6g，僵蚕12g，蝉蜕6g，姜黄10g，大黄10g（后下），槟榔15g，炒枳实10g。服6剂，日1剂。二诊：患儿不自觉动作减少，大便软而易解，每日一行，睡眠多梦。守方化裁，处方：生地15g，淡竹叶10g，川木通10g，黄连6g，丹皮10g，栀子6g，生龙骨15g，生牡蛎15g，石菖蒲6g，炒枣仁15g，炙远志10g，知母10g。每日1剂，服6剂。此后复诊诉动作明显减少，睡眠改善。效不更方，再次复诊，小动作已不明显。

　　按： 注意力缺陷多动症为儿童时期较常见的行为异常疾病。属于"躁动"、"失聪"、"健忘"等范畴。由于患儿智能多正常，但是因为活动过多、注意力不集中而导致学习成绩下降，常常引起家长的担心，故而就诊。方以黄连导赤散化裁，常用药生地、木通、竹叶、黄连、龙骨、牡蛎、石菖蒲，若阴虚甚加百合生地养阴，烦躁易怒者加丹皮、栀子，大便秘结加槟榔、大黄，喉间有痰加胆星、枳实等。[22]

　　2. 张某，男，12岁，学生，1996年7月10日就诊。因注意力不集中、多动、多语、烦躁易怒来门诊就诊，见舌红少苔，脉细数。诊为"儿童多动症"。拟导赤散加味：木通6g，生地8g，竹叶8g，甘草6g，蝉蜕8g，钩藤10g，龙骨、牡蛎各15g（先煎），灯心草4扎。每日1剂，水煎服，4天后诸症减轻，自动停药后诸症又现，后嘱继服原方，隔日1剂，又巩固治疗1个月，诸症乃止。[22]

第五节　传染性疾病

一、流行性感冒

　　流行性感冒（简称流感）是流感病毒引起的急性呼吸道感染，也是一种传染性强、传播速度快的疾病。其主要通过空气中的飞沫、人与人之间的接触或与被污染物品的接触传播。典型的临床症状是：急起高热、全身疼痛、显著乏力和轻度呼吸道症状。一般秋冬季节是其高发期，所引起的并发症和死亡现象非常严重。流感病毒可分为甲（A）、乙（B）、丙（C）三型，甲型病毒经常发生抗原变异，传染性大，传播迅速，易发生大范围流行。乙型流感病毒可引起局部小流行，而丙型一般只引起散发。

　　流感属于中医学"感冒"的范畴，中医学认为病因是感受外邪，侵袭于肌表所导致，由于病邪的性质不同，可出现风热、风寒及暑邪感冒。而禀赋不足、体质娇弱的小儿，肺脾俱虚，出现虚证感冒。西医治疗上可分为一般治疗及护理，对症治疗，抗病毒药物的治疗和并发症的治疗等。而中医主要是辨证论治，风热、风寒及暑邪感冒等具体治疗。

【病案举例】

高某，男，2岁。1995年12月6日初诊发热，偶咳2天，曾静脉点滴"青霉素"240万、"氨苄青霉素"1.5g、"醋酸地塞米松"3mg 2天，口服"抗病毒冲剂"2天（每次1包，每天2次），并间断口服"APC" 1/4片，体温维持在38～39.3℃之间。纳差，二便正常。查体：体温38.8℃，神志清，精神差，咽明显充血，扁桃体Ⅰ度大，双肺呼吸音粗，未闻及啰音，心腹（－），舌红苔黄略腻，指纹紫在风关。证属风热感冒，治宜辛凉解表，方用银翘散合导赤散加减，银花、连翘、荆芥、竹叶、柴胡、板蓝根各10g，生地8g，牛蒡子、蚤休各6g，木通、生甘草各3g。水煎频服，并用青霉素80万，每日2次肌内注射，服药半剂后体温降至38℃以下，服药1剂后体温降至正常，其后停用青霉素，服药2剂病愈。

按：小儿脏腑娇嫩、肌肤薄弱，卫外不固，感受外邪，客于肺卫，使卫表失司，肺气失宣而成感冒。无论感受风热、风寒或暑湿，在辨证用药的基础上均合用导赤散，可明显提高疗效。辨证用药使外邪从表而解，加用导赤散使邪气从小便而排，双管齐下，感冒速愈。本例属风热感冒，用银翘散疏风清热，导赤散清热利尿，使风热之邪从不同途径同时被驱除，故疗效显著。[1]

二、水痘

水痘是由水痘－带状疱疹病毒感染引起的急性传染病。为小儿常见的急性出疹性传染病，临床特征为发热，皮肤黏膜分批出现瘙痒性斑丘疹、疱疹及痂疹，且上述各期皮疹可同时存在。典型水痘的潜伏期为12～21天。临床上可分为前驱期和出疹期。前驱期可无症状或仅有轻微的症状，可见低热或中等程度的发热、头疼、全身不适、乏力、咽痛、咳嗽等，持续1～2天后迅速进入出疹期。本病中医学亦称水痘，又称水疱、水花、水疮。中医学认为水痘有外感时行邪毒所引起。

西医治疗主要是对症治疗，必要时可应用抗病毒治疗，同时注意防治并发症。需要特别提出的是糖皮质激素对水痘病程有不利的影响，可导致病毒播散，应当禁用。中医以清热解毒利湿为主要原则。

本病的预防重点在管理传染源，隔离患者至全部疱疹干燥结痂为止。对有接触史的高度易感者可注射水痘带状疱疹免疫球蛋白或高效价带状疱疹免疫血浆，以减少发病的危险性。

【病案举例】

1. 王某，女，5 岁。1998 年 11 月 29 日初诊。发热 2 天，躯干部出现疱疹 1 天。查体：体温 37.9℃，神志清，精神尚可，躯干部有数十个椭圆形水疱，头面及头皮共有 5～6 个水疱，微痒，心肺（－），腹软，肝脾未及，舌红、苔薄白，脉浮数。诊为水痘，证属风热轻症，治宜疏风清热解毒，方用银翘散合导赤散加减，银花、连翘、竹叶、生地、柴胡各 10g，木通 4g，蝉衣、牛蒡子各 8g，滑石 15g，甘草 3g，薄荷 6g。水煎 180ml 分 3 次口服，服 1 剂后体温正常，共服 4 剂皮疹全部结痂，后痂盖脱落病愈。

按：外感时行邪毒，蕴郁肺脾，肺失宣降，则出现肺卫症状；脾主肌肉，邪毒与内湿相搏，外发肌表，则水痘布露。此案用银翘散辛凉透表，清热解毒，使邪毒从表而解，导赤散清热利水，使邪毒从尿而排，如此配伍使邪毒的出路增多，使皮疹很快结痂痊愈。[1]

2. 刘某，女，9 岁，2001 年 4 月 10 日诊。发热恶风、咽喉疼痛，颜面躯干四肢近端见绿豆大小丘疱疹，散在分布，疱液晶莹透亮，皮肤瘙痒，夜寐不安，伴有口腔黏膜溃疡，进食疼痛，舌质红，苔黄腻。证属湿热内蕴，外感时邪。治拟清热利湿，疏风解表。处方：生地 12g，木通 6g，竹叶 8g，生甘草 5g，荆芥、防风各 10g，板蓝根 20g，连翘 12g。服药 3 剂，瘙痒消除，疱疹干涸。效不更方，继服 3 剂而愈。

按：水痘一症，为时邪夹湿热所致。用导赤散清热利湿渗湿，荆芥、防风、板蓝根疏风解毒，共奏表里双解，邪去正安。[23]

三、流行性腮腺炎

流行性腮腺炎是有腮腺炎病毒所引起的急性呼吸道传染病。临床以腮腺肿胀、疼痛为要的特征。腮腺病毒除了侵犯腮腺外，尚能引起脑膜炎、脑膜脑炎、睾丸炎、卵巢炎和胰腺炎等。本病总的预后良好，感染后可获得持久的免疫力，医生中患 2 次者少见。病人是传染源，飞沫的吸入是主要传播途径，接触病人后 2～3 周发病。腮腺炎主要表现为一侧或两侧耳垂下肿大，肿大的腮腺常呈半球形，以耳垂为中心边缘不清，表面发热有角痛，张口或咀嚼时局部感到疼痛。

中医学称本病为痄腮，又称虾蟆瘟、大头瘟、猪头疯、温毒等。中医学认为本病的病因为外感风温邪毒，从口鼻而入，壅阻少阳经脉，郁而不散，结于腮部。若温毒炽盛，热极生风，内窜心肝，扰乱神明，则可见高热、神昏和惊厥等变证。

西医认为本病是一种自限性疾病，无特殊治疗药物，主要是对症治疗。中医学认为治疗流行性腮腺炎原则为清热解毒，消肿散结。病初温毒在表，需配合疏风解表。毒陷厥阴，佐以熄风开窍；毒窜睾腹者，佐以清肝泻火，活血止痛。治疗过程中应结合外治疗法。

【病案举例】

田某，男，6岁。1999年1月3日初诊。发热3天（体温38～39.5℃），腮部肿胀疼痛2天，曾静脉点滴"双黄连"、"青霉素"及"氨苄青霉素"2天，体温有上升趋势，纳差，大便干3天未解，小便正常。查：体温39℃，神志清，精神差，左侧腮部以耳垂为中心漫肿，边缘不清，坚硬拒按，压痛（＋＋），有弹性感，腮腺管口红肿，心肺腹（－），舌红苔黄，脉滑数。诊为痄腮（流行性腮腺炎），证属热毒蕴结，治宜清热解毒，软坚散结，方用普济消毒饮合导赤散加减：牛蒡子、僵蚕各8g，黄芩6g，黄连3g，玄参、生地、竹叶、海藻、昆布、柴胡各10g，木通4g，大黄5g（另包）。水煎180ml，分3次口服，服药1剂，体温降至37.2℃，大便通，腮部疼明显减轻，上方去大黄，再进3剂病愈。

按： 外感风温邪毒，壅阻少阳胆经，郁而不散，结于腮部，则发痄腮。此案以普济消毒饮加海藻、昆布清热解毒，软坚散结；导赤散清热利水，使邪毒从小便而去；大黄泻下，使邪毒从大便而泻，有釜底抽薪之意，全方合用痄腮速愈。总之，导赤散配合辨证用药，有良好的退热及泻邪作用。[1]

四、手足口病

小儿手足口病是由柯萨奇病毒感染引起的一种自限性疾病，好发于夏秋季，幼儿园内常有小范围流行。临床以手足掌心和指趾部位出现晶亮水疱如米粒大小为主要表现，严重者除手足疱疹外，疱疹还可出现于口唇周围、口腔内、臀部肛周及女童的外阴部，可伴有发热、痒痛不适，病程一般1周左右。但临床上常易被误诊为疱疹性口腔炎、水痘及多形红斑。

手足口病俗称"口蹄疫"，属中医学时疫范畴。主要由于内蕴湿热，阻于心肺胃，外感风热时邪，阻于肌肤而发。明·万密斋云："小儿胎禀本厚，将养过温，心脾积热，熏蒸于上，满口生疮。"以手足皮肤及口腔黏膜发生斑疹、水疱和口腔黏膜形成溃疡为主要特征。本病属热证、实证。病位主要在心、脾。治疗以清心泻脾、解肌祛湿为法。

【临床应用】

刘氏等[24]用导赤散加减方治疗小儿手足口病取得满意疗效。共121例，符合小儿手足口病诊断标准和中医有关"口疮"病的诊断标准。根据就诊时间分为两组。治疗组80例，男37例，女43例。对照组41例，男19例，女22例。血常规检测，白细胞不高或轻度升高，中性核细胞正常或偏低，淋巴细胞增高。两组年龄、性别、病程经统计学处理无显著差异（$P > 0.05$）。治疗组：用导赤散加减。淡竹叶、生地黄、川木通、生甘草、柴胡、荆芥、连翘、赤芍、麦冬各9g，芦根、青蒿、大青叶各30g。高烧加生石膏30g，紫雪0.75g（每日4次），腹胀、便秘加鸡内金30g，腹泻加茯苓15g。2日1剂，水煎服，每日4次，<1岁者每次40ml，>1岁者50～60ml。对照组：用利巴韦林10～15mg/（kg·d）加入5%葡萄糖氯化钠注射溶液注射液静脉滴注。注意纠正脱水，如有继发感染加用广谱抗生素。两组均以1周为一疗程。治疗组：治愈63例，有效13例，无效4例，总有效95.00%。对照组：治愈20例，有效11例，无效10例，总有效75.61%。两组总有效率有显著性差异（$P < 0.05$），治疗组疗效明显优于对照组。两组比较有非常显著性差异（$P < 0.01$）。

张氏[25]用导赤散加味治疗50例，取得了满意疗效。50例患者男28例，女22例。湿热型共计23例，主证：轻度发热，精神尚佳，口腔手足均见疱疹，咽痛，舌质红，苔薄黄，邪毒较轻浅。治以清热利湿解毒。方用导赤散加味：生地、木通、甘草、竹叶、灯心草、板蓝根、黄芩。热重于湿型共计18例，主证：壮热烦躁，口渴，拒食，流涎，口腔手足疱疹较多，色深红，便秘尿赤，舌红苔黄而干，脉数有力。证属热毒炽盛，治以清热解毒利湿。方用导赤散加味：生地、木通、甘草、竹叶、石膏、知母、栀子、连翘、板蓝根、大青叶、重楼、僵蚕。湿重于热型共计9例。主证：热势不高，口腔、手足疱疹较大，有破溃，眼睑红赤微肿，大便稀黏，尿赤，舌红，苔黄腻，脉濡数。证属湿热交蒸，治以利湿清热解毒。方用导赤散去生地加茯苓、泽泻、苍术、黄柏、板蓝根、重楼、滑石。服药3剂诸症悉愈者26例，服药6剂病愈者15例，服药9剂病愈者9例，总治愈率100%。

徐氏[26]以加味导赤散内服与外洗相结合治疗小儿手足口病34例，并与30例利韦巴林颗粒组作对照，进行临床观察。64例按就诊先后随机分成两组，治疗组34例，女14例，男20例。对照组30例，女14例，男16例。各组年龄、性别、病史、病程、临床表现无显著性差异（$P > 0.05$），具有可比性。治疗组予加味导赤散口服后，复渣外洗。基本方：金银花、蒲公英、夏枯草、生地黄、牛膝、知母、石膏、苦参、地肤子、灯心草各10g，竹叶6g，甘草3g，水煎服，每日1剂，复渣煎后外洗手足，每日1次。对照组给予口服利巴韦林颗粒，150mg/袋，按每日15～30mg/kg，分3次口服，两组均服药4天后统计疗效。两组治疗期间无合并其他方法治疗。结果治疗组34例，显效17例，有效15例，无效2例，总有效率为94.1%；对照组30例，显效11例，有效10例，无效9例，总有效率为70%。两组总有效率比较差异有显著性意义（$P < 0.05$）。

肖氏等[27]自拟清心导赤散加减治疗本病30例，取得了满意的疗效，其中男18例，女12例；全部病例均为心胃之火炽盛，复感湿热邪毒所致，治以清心泻脾，凉血解毒，清利湿热为主。方用自拟清心导赤散加减内服。药物组成：生地黄、滑石、板蓝根各15g，金银花、白鲜皮、苦参各10g，牡丹皮、竹叶、通草各6g，黄连5g，灯心草5，生甘草梢3g。3岁以下儿童剂量酌减。每天1剂，水煎分2～3次服。若发热甚者，加生石膏、青天葵；口渴不欲饮、苔黄腻等湿热症状明显者，加藿香、佩兰、薏苡仁。30例经用本方治疗后，口腔溃疡愈合、疱疹消退及伴随发热等临床症状消除，全部病例均获治愈。龚氏[28]治疗手足口病76例，疗效满意，患儿76例，其中男45例，女31例；治宜清热解毒、泻心利尿，方用自拟银翘导赤散。基本方：银花5～8g，连翘5～8g，黄芩3～6g，淡竹叶2～3g，生地5～8g，通草2～3g，甘草2～3g，麦冬4～8g，牛蒡子3～5g。高热39℃以上，加用三叶青（大青叶）4～8g，生石膏6～15g，或用小儿退热栓塞肛退热；手足皮肤红斑色紫加用紫草3～5g，赤芍3～5g，玄参3～5g；夜啼烦躁加用蝉蜕3g，钩藤5g，灯心草2～3g；少食苔厚者加焦山楂6～8g，麦芽6～8g，神曲6～9g，鸡内金5～8g。水煎2次，取汁90ml，每日3次，每次30ml喂服。治愈58例（占76.32%）：用药3天后，热退、咽部疱疹消退；有效16例（占21.05%）：用药3天后，热退，手、足掌部疱疹未完全退净；无效2例（占2.63%）：治疗2天，发热升高未退而改用西医治疗；有效率为97.37%。

【病案举例】

1. 李某，女，3岁，2005年2月12日初诊。持续发烧2天，体温在38.5～39℃，拒食，哭闹不止，烦躁不安，下颌淋巴结肿大，手足掌面疱疹，躯干四肢无皮疹及出血点，口腔溃疡，扁桃体Ⅱ度大，充血明显并有数粒疱疹样溃疡，其他未见特殊异常。血常规白细胞6.8×10^9/L，中性白细胞0.56，淋巴细胞0.44。西医诊断为小儿手足口病。

中医诊断为口疮。证属外感疫毒，邪气入里，气营热毒炽盛。治以清热解毒，凉血退疹。方用导赤散加减方（淡竹叶、生地黄、川木通、生甘草、柴胡、荆芥、连翘、赤芍、麦冬各9g，芦根、青蒿、大青叶各30g）加石膏30g，水煎，每次服50ml，1日4次，紫雪0.75g，每日4次。嘱多饮水，食流汁或半流汁，不要过烫，以免刺激口腔溃疡。服药后12小时热退。次日停用石膏、紫雪。继服导赤散加减方5天，口腔溃疡、手足掌面疱疹基本消失，饮食恢复正常。

按：小儿手足口病是疱疹病毒所致的手足口皮肤黏膜疱疹溃疡性病变，有一定传染性，近年有发病率增加的趋势。导赤散少有解表退热和清热解毒之效，故在原方基础上加柴胡、荆芥解表，大青叶、青蒿清热解毒，连翘、麦冬清心除烦，热毒炽盛加紫雪丹清热解毒、凉血安神。临床观察表明，导赤散加减方治疗小儿手足口病，无论是退热和口手足掌面溃疡疱疹愈合均优于西医常规治疗。[24]

2. 石磊，男，2岁。发热3天，口腔颊黏膜、舌及手掌、足底出现疱疹，轻微咳嗽，流涎。曾服西药治疗无效，于1997年7月9日来儿科门诊治疗。诊见：患儿烦躁、咽赤，发热39℃，上腭及舌面有散在疱疹和溃疡，手足有红色丘疹、疱疹，便干尿赤，舌质红，苔黄腻，脉数，指纹紫。心肺正常，肝脾不大。血检：白细胞$8.5×10^9$/L，中性细胞比例32%，淋巴细胞比值60%，嗜酸性粒细胞比值1%。诊断：手足口病，证属热重于湿型。治以清热利湿法。导赤散加味：生地10g，竹叶、知母、黄芩、甘草各7.5g，木通、黄连各5g，板蓝根15g，石膏20g。服药3剂后热退，咽赤与口腔疮疹完全消退，手足仍见红色少数丘疹，色转淡，便调尿赤。继服上方3剂，皮疹消退后病愈。

按：本病病因为感染时行病毒，病位在心脾二经。而导赤散是治心脾积热的首选方剂，故用后心脾湿热得清，口疮诸症得除。加板蓝根、重楼、连翘、大青叶、石膏等清热解毒之品，则疗效更佳。[27]

3. 李某，男，2.5岁，患儿平素嗜食煎炸之品，2天前出现流口水，拒食，舌尖、舌面上有3~4个米粒大小溃疡点，下唇内侧见有4~5粒疱疹，手足掌心、口唇周围及臀部均见米粒大小疱疹，疱浆混浊，伴发热（体温38.6℃），流涕，口臭流涎，烦躁、哭吵不宁，夜寐不安，腹胀，大便干硬、2天未解，小便短赤，舌红、苔黄厚，脉滑数，指纹紫滞。血常规检查：白细胞$13.6×10^9$/L。西医诊断为手足口病。中医辨证属脾胃积热，心火上炎，复感湿热毒邪，热毒火炽。治以清心火利小便，凉血解毒，去湿除积热。予清心导赤散（生地黄、滑石、板蓝根各15g，金银花、白鲜皮、苦参各10g，牡丹皮、竹叶、通草各6g，黄连5g，灯心草5，生甘草梢3g）加生石膏（先煎）20g，服2剂药后热退，大便已通畅，口腔溃疡疼痛减轻，手足掌心疱疹亦退，尚有纳欠佳、口稍渴。上方去生石膏、黄连，再进2剂，口腔溃疡愈合，小便转清。后以健脾养阴护胃之药调理，处方：太子参、生地黄各10g，石斛、玄参、山药、沙参、麦冬各6g，甘草3g。服2剂病愈。[27]

按：清心导赤散方中，生地黄、竹叶、通草、甘草为导赤散原方，功专清热利水，导热下行，配灯心草更增清热除烦、导热下行之力；黄连擅长清心泻火；金银花、板蓝根清热解毒；滑石、白鲜皮、苦参清泻脾胃湿热；牡丹皮配生地黄可凉血活血止痛，有助于口舌溃疡之修复。诸药合用，共奏清心泻脾、凉血解毒、清利湿热之功。

第六节 五官科疾病

一、小儿鼻出血

鼻中出血，称为鼻衄。它是血证中最常见的一种。《内经》对此有丰富的论述。《灵枢·百病始生》："阳络伤则血外溢，血外溢则衄血。"但"鼻衄"之证名，则见于《千金要方》卷六。小孩活泼好动，经常无意间会伤鼻子，引致流鼻血。此外，他们亦可能因好奇将异物塞进鼻孔，令鼻黏膜破损。上述情况随时都可能发生，所流出的血量很小，无须过分担忧。

从中医学的角度来说，鼻衄多有火热迫血妄行所致，其中尤以肺热、胃热、肝火最为常见。另有少数病人，可有正气亏虚，血失统摄所致。

小儿鼻衄是耳鼻喉科临床常见病，孝氏[29]运用导赤散加味治疗小儿鼻衄60例，效果明显。其中中医治疗组60例，其中男41例，女19例；年龄5~14岁；病程3天~2年。西医对照组31例。其中男17例，女14例；年龄5~14岁；病程3天~2年。两组均属中医心火亢盛证型，并且血小板计数、出、凝血时间等无明显异常。治疗组服用导赤散加味：生地黄9g，木通3g，竹叶9g，甘草3g，连翘9g，白茅根9g，黄芩9g。每日1剂，水煎2次，分上、下午2次口服，3天为1疗程。对照组用安络血针8mg肌内注射，每日2次；维生素C片0.2g，口服，每日3次。经2疗程治疗，治疗组痊愈42例，占70%；显效13例，占22%；有效5例，占8%，总有效率为100%。对照组痊愈15例，占49%；显效12例，占39%；有效4例，占12%，总有效率为100%。两组总有效率的比较无显著差异（$P > 0.05$）；但痊愈率的比较有显著的差异（$P<0.05$）。

【病案举例】

1. 患者，男，11岁，1994年9月2日初诊。右鼻衄反复发作1年加剧10天，有时低头拾物稍用力亦鼻孔滴血，经用西药治疗未愈，伴口干尿少，舌边尖红，苔薄黄，脉细数。血小板计数，出、凝血时间无明显异常。鼻腔检查：右侧克氏区血管扩张，黏膜糜烂，有血痂，用棉球一擦即可见活动性出血。诊断：右鼻衄，证属心火亢盛、迫血上行。用导赤散加味治疗2疗程，鼻衄止，诸症消失。随访半年未复发。

按：小儿鼻衄是耳鼻喉科常见病，有时来势较急。由于小儿为纯阳之体，脏腑娇嫩，一旦受邪，多从阳化热，热盛伤阴。解剖上此期小儿鼻腔短小，黏膜血管丰富，没有鼻毛保护鼻腔，故易出现鼻衄。方中生地黄清热凉血养阴；木通、淡竹叶清心降火而利尿，能引热下行，从小便而出；连翘、黄芩清热解毒；白茅根凉血止血；甘草清热泻火，又能调和诸药。全方共奏清热泻火作用，又有凉血止血功能，从而达到治愈本病的目的。[29]

2. 邵某某，男，9岁。1980年8月16日诊。左鼻腔反复出血10余天。经某医院耳鼻喉科检查未见器质性病变，每次出血都用药棉压迫止血。曾用止血剂、维生素C、牛黄解毒片等类药物罔效。刻诊：左鼻腔二十分钟前又血出如涌，多色鲜，面部发红，口干渴，烦躁不安，睡眠易说梦话，大便干结，小便短赤，舌质红、苔黄、脉滑数。此属胃火炽盛，循经上行，灼伤鼻窍。治宜清热泻火利小便，佐以凉血止血，方用加味导赤散：生地15g，木通5g，竹叶、甘草梢各3g，黄连、栀子各6g，连翘9g，大黄5g（后下），鲜茅根30g，生藕节、仙鹤草各10g。服1剂后，衄血止；3剂后诸症减轻；循原方又进4剂，症状完全消失而告愈。至今未复发。

按：小儿鼻衄，以实热证为多见，一般认为与肺胃有热，肝火上炎有关。大凡血证多与心有关，因心与火的关系十分密切，且心为君主之官，五脏六腑皆由心所统；五志过极均能化火，血随火动，火性炎上，灼伤阳络，血不循经而妄行。故取导赤故清心泻火，使热邪从小便出，加黄连、连翘加重清心泻火之力，栀子清泄三焦之热，导热下行；大黄通腑泻热；伍鲜茅根、仙鹤草、生藕节清热凉血、止血。上药合用达到火清而衄止。[30]

二、木舌

木舌指舌体肿大，色如猪肝，不能转动，或满口胀塞，粥药不入，是郁热发于舌尖或舌的两旁,刺出紫血。舌体肿大的病机是心经火热太盛,手少阴心经之气通于舌,或风邪外袭或心火上炎,热与血结,瘀热上壅阻于舌下,闭塞不通,遂生木舌。《婴童百问》:"舌者,心之候,脾之脉络于舌也,脏腑壅滞,心脾积热,热气上冲,故令舌肿,渐渐肿大,塞满口,是为木舌。"《赤水玄珠》卷三:"舌肿硬而不柔和,挺然胀满或出口者为木舌。"《医学纲目》卷十七:"木舌者,舌肿粗大,渐渐肿硬满口,不急治,即塞杀人也。"。由其他原因导致者,应审证求因,辨证用药。《景岳全书》卷二十六:"忽肿木而硬者,谓之木舌,皆上焦热壅故也。惟宜砭针刺去其血为上策,及内服清胃降火之剂自愈。"

【病案举例】

薛某某,男,4 个月,混合喂养。患儿于 3 个月前出现舌体肿大,吃奶作声,烦躁哭闹,曾在某医院诊断为先天愚型,治疗(用药不详)3 个月无效。症见:舌体肿大板硬,塞满于口,伸出唇外,不能转动,吮乳困难,伴见面赤唇红,舌质红,苔黄,大便秘,小便少,烦躁不安,哭闹。余诊为木舌。证属心脾积热,热气循经上行于口舌。治以清心泻火,解毒消肿。方药:(本院儿科散剂)导赤散 1.5g,清热散 2g,沆瀣散 2g,分 3 包,日服 1 包,分 2 次水煎频服。复诊:诸症减轻,继服上药 9 天痊愈。随访患儿至今健康活泼。

附散剂组成:

导赤散:生地、木通、竹叶、滑石、甘草各等份。

清热散:水牛角 300g,川黄连 90g,滑石 90g,栀子 90g。

沆瀣散:薄荷 90g,黄芩 90g,黄柏 90g,大黄 90g,槟榔 75g,赤芍 60g,连翘 60g,牵牛花 60g,滑石 60g,枳壳 45g。

按:木舌,在症状上与西医学的"舌下间隙感染"相似。笔者所治均系轻型患者,若为重症,应采用中西医结合,内外施治,或配合手术治疗,以免延误时机。[31]

三、舌衄

舌衄,病证名。即血液从舌体渗出。多因心火炽盛所致,也有因脾肾二经虚火上炎的。舌上出血。出《诸病源候论》卷二十七:"心主血脉而候于舌,若心脏有热,则舌上出血如涌泉。"即舌衄。舌乃心苗,舌本又为肝脉所络。故舌衄多因心肝火盛,热邪迫血外出。《景岳全书·杂证谟》:"舌上无故出血如缕者,以心、脾、肾之脉皆及于舌,若此诸经有火,则皆能令舌出血。"导赤散可以清泻心火以止血。

【病案举例】

邹某某，女，2 岁。1989 年 4 月 15 日初诊。患儿 10 天前舌尖出现散在白色糜点，1 周后，遍及整个舌体及口腔，吃奶则哭闹，伴舌衄。诊见舌质红嫩，苔黄，小便短赤频繁，指纹平。此乃心移热于小肠。当清心导赤。药用黄连、竹叶各 3g，生地 8g，银花、连翘各 6g，木通、甘草各 1.5g，水灯芯少许，2 剂而诸症大减，5 剂而愈。[32]

按：《证治准绳》云："心脉布舌心，若心火上炎，熏蒸于口，则口舌生疮。"此病舌衄，乃由口舌生疮而起，故用清心导赤之黄连导赤散加银花、连翘、水灯芯而取速效。

四、舌下腺囊肿

舌下腺囊肿是因舌下腺导管炎症、涎石、损伤等因素导致导管缩窄或梗阻，分泌物停滞充盈所致。中医称为"痰包"，或因囊肿形似青蛙鸣叫时鼓起的咽囊，又叫"蛤蟆肿"。多因脾虚湿困，痰浊内停，痰饮乘火流行，凝注于舌下所致。如《医宗金鉴》载："痰包每在舌下生，结肿绵软，痛胀舌下妨食语，火稽痰涎流注成"指出"痰包"（舌下囊肿）乃痰湿蕴积，心经郁热所致。此病可见于任何年龄，但是多见于青少年和儿童。临床表现主要为舌下部有肿胀感，或轻微痛疼，言语常不清，但是一般没有全身症状。

【病案举例】

1. 男，10 岁，1997 年 9 月 1 日就诊。半年前无明显诱因舌下忽生肿物，在当地医院诊为舌下囊肿，并手术摘除术后 3 天肿物复渐长出，状如前，遂来我院治疗。查见患儿虚胖，舌下系带一侧有一肿物，突出于舌根之外，呈圆形，不红，无触痛，约 1.5cm×2cm 大小。舌尖红，苔黄略腻，脉缓。根据患儿舌苔脉象，及平素喜食肥甘油腻之物，辨证为湿热蕴积心经，发于舌下。治宜清热燥湿、化积散结，方予二陈汤、导赤散加味。药用：陈皮 9g，清半夏 9g，茯苓 15g，白芥子 6g，生地黄 12g，竹叶 6g，通草 6g，生薏苡仁 30g，白花蛇舌草 15g，生牡蛎 15g，夏枯草 10g，浙贝母 9g，川黄连 3g，生甘草 3g。水煎服，日 1 剂。服药 6 剂复诊见肿物略减，约 1.5cm×1.5cm，余同前。上方去浙贝母、夏枯草，加泽泻 9g，继服 6 剂，再诊舌下囊肿渐消。上方加皂角刺、赤芍各 10g，半枝莲 15g 以加强清热散结之效。继服 16 剂舌下囊肿完全消失如常人。随访半年未复发。

按：舌为心之苗，心开窍于舌，又足太阴脾经循行于舌，连舌本，散舌下。患儿舌尖红，示心经有热，苔黄略腻示脾有湿热。故投二陈汤、导赤散加味。用二陈汤燥湿化痰，为正本清源之法；导赤散加黄连，使湿热从小便而去，又能清心经之火，白芥子善去皮里膜外之痰，薏苡仁清热利湿，牡蛎、夏枯草、浙贝母、皂角刺、赤芍、半枝莲、白花蛇舌草均具有软坚化积、散结解毒消肿之效。诸药相伍，共奏清心热、燥脾湿、散积结之功。药证相符，故病除。[33]

2. 石某某，女，11 岁。1980 年 1 月 27 日诊。其母代述：舌下出现肿块已半年余，大小如拇指，有时不慎将肿块触破，则流出鼻涕样混浊黏液少许，近两月来左侧颌下淋巴结肿大，舌下有灼痛感。西医诊断："舌下囊肿伴感染"，经中、西药治疗未效。检查：舌下肿块，光软如棉，舌质红、苔黄燥，脉滑数。诊为"痰包"。乃心脾二经积热日久，循经上冲，积火痰涎流注、壅滞于舌下而成。治宜清心脾之热，佐以攻坚散结，以导赤散、仙方活命饮合方化裁。处方：生地 60g，木通 15g，淡竹叶 15g，胆南星 5g，龙胆草 15g，归尾 15g，穿山甲 15g（炮），皂角刺 12g（炒），桃仁 15g，红花 9g，赤芍 18g，乳香、没药各 9g（制），夏枯草 24g，露蜂房 12g，蒲公英 24g，生甘草梢 6g。2 剂。在服上方过程中，舌下不时流出鼻涕样混浊黏液，即见舌下肿块与颌下淋巴结逐渐缩小，大便燥结已除，舌灼痛大减，但舌质仍红，时有心烦，小溲尚黄。此乃积火流痰未尽，将上方生地减至 45g，余药剂量减至原方三分之二。同时使用冰硼散（中成药）涂搽患处以清热解毒。服上方 4 剂后，舌下肿块全消。后又继服导赤散加减，连进 4 剂而收功。[34]

按：本证病位、病性、病理产物已明，既属心脾积热、积火痰涎流注，其治疗大法，应主以大剂量的生地、木通、淡竹叶、生甘草梢、龙胆草、胆南星大清心脾、退热消痰，"釜底抽薪"治其本；次以穿山甲、皂刺、归尾、桃仁、红花、赤芍、制乳香、没药、夏枯草破坚消肿止痛以治其标；更佐露蜂房、蒲公英内服与冰硼散外用清热解毒以防毒邪散漫。在诸症基本消除之后，继投导赤散加减以清余热，意在防其余烬复燃耳。

第七节　其他疾病

一、夜啼

小儿夜啼，古称夜啼、惊啼、胃啼及拗啼等。临床上一般分心经积热与脾胃虚寒两大类，兼有心虚惊弱、乳食积滞、夹惊等，以心经积热者居多。盖心藏神，神安则脏和。小儿为稚嫩之体，脏腑柔弱，形神未充，易受侵扰而致心神不宁。今人常恐小儿营养不足，常辅以奶粉喂养，此类患儿以热证居多。心经有热，则烦躁而夜啼不安。心虚怯弱，或病后体弱失调，心失所养，易致虚烦不寐，惊惕不安而夜啼，此即《幼幼集成》之"神虚惊悸"夜啼。

【临床应用】

刘氏[35]以加味导赤散治疗小儿夜啼42例，疗效良好。42例中，男26例，女16例；加味导赤散组成：生地黄5g，木通、黄芩、竹叶、蝉蜕、钩藤各3g，麦冬10g，灯心草1.5g。随症加减：兼易惊不安加龙齿、获神；心虚体弱加太子参、龙眼肉；兼乳积食滞加麦芽、山楂；兼盗汗加龙骨、牡蛎；兼脾虚者去生地黄、黄芩，加白术、山药。治疗结果42例中，治愈37例，占88.1%；好转3例，占7.1%；无效2例，占4.8%。总有效率95.2%。

按： 加味导赤散方中以生地黄、麦冬清热养阴；黄芩、竹叶、灯心草清热除烦；木通清心利尿、导热下利；"子能令母实"，心火旺可致肝火亦旺，故以钩藤清肝热；蝉蜕为清热止啼之佳品；甘草调和诸药。诸药合用，共奏清热除烦、安神止啼之功。

【病案举例】

1. 宋某，男，1岁。家长诉其未受惊吓，无明显诱因出现夜间睡眠不安，间断啼哭，烦躁，汗多，伴纳差，大便干结如羊粪，小便黄，舌尖红，苔黄白相间，指纹青紫。辨证为心经积热，选用黄连导赤散加减，处方：生地6g，川木通3g，淡竹叶5g，黄连3g，蝉蜕5g，生龙骨15g，生牡蛎15g，浮小麦15g，鸡内金6g，麦芽6g。水煎服，日1剂。服3剂后，小儿未再夜啼，盗汗亦减。继原方加减，调理而愈。[36]

按： 小儿夜啼主要见于婴幼儿，白天安然酣睡，入夜啼哭不安，或每夜定时啼哭，甚至通宵达旦。主要因为脾寒、心热、惊恐所致。《幼科发挥》指出："心属火恶热，心热则烦，多夜啼。"若孕妇性情急躁，或喜食香辣燥热之品，火伏热郁，胎儿受气亦偏，出生后又吮母乳，内有蕴热，积热上炎，扰于心神，故烦啼。汗为心之液，心经积热，迫津外泄而汗多。治以清心导赤，方以黄连导赤散加减，常用药物有黄连、生地、淡竹叶、川木通、丹皮、炒栀子、蝉蜕；由于小儿易夹食滞，"胃不和则卧不安"，故常加入消食导滞之炒山楂、神曲、麦芽等；如汗多则加龙骨、牡蛎、浮小麦，大便秘结则酌加槟榔、大黄。运用每多奏效。

2. 韦某，女，1岁。1997年4月9日来诊。患儿自出生以来常常夜间啼哭不安，烦闹少寐，喂食、扶抱均难安静，经中西药物治疗无明显疗效。检查未发现器质性病变，溺短赤，唇色红，舌尖红，舌苔黄，指纹红紫。证属心经积热，心神不宁。治当清心导热，宁心安神。予以导赤散加味：生地9g，木通4g，竹叶5g，甘草3g，灯心草1.5g，麦冬5g，百合5g，酸枣仁5g，柏子仁5g，茯神9g，蝉蜕5g，龙齿12g（先煎）。日1剂，水煎服。服药3剂，夜啼见减，夜寐较宁。续服3剂，夜啼止，夜寐安。

按： 该患儿乃心经积热，热扰神明，心神不宁，以致夜间啼哭不安，烦闹少寐。施以导赤散清心导热；配以灯心草、麦冬、百合、酸枣仁、柏子仁、茯神清心除烦，宁心安神；佐以蝉蜕、龙齿镇静止啼；诸药合用，使心热得清，心神得宁，则夜啼得止。[37]

3. 黄某某，女，不到1岁，1989年5月17日初诊。患孩6天来，每到夜间灯亮时，则仰身啼哭，烦躁不安，白日如常，诊见面赤唇红、目睛生眵，舌尖红，苔薄微黄，指纹紫滞，证系心经积热。治当清心泻火。方取导赤散加味。处方：生地4g，木通2g，竹叶4g，黄连3g，栀子3g，甘草梢3g，进服2剂。5月19日，2诊，晚上仍有啼哭，但哭声较少，目眵明显减少，药中病机，前法续进，再投2剂，药后病愈。[38]

按：《张氏医通》云："夜啼有二，曰脾寒，曰心热。……若见灯愈啼者，心热也。心属火，见灯则烦热肉生，两阳相搏故仰身而啼，其侯而赤，手腹俱暖，口中气热，导赤散加黄连、麦冬。"本病例系心经积热而致夜啼，故用导赤散加栀子、黄连清心泻火而获效。

二、嗜异癖

嗜异癖又称异食症，是指患者会吃很多脏东西，例如泥土、颜料、墙纸、肥皂，以及手中的一切东西，它的发病原因很复杂，体内缺锌、缺铁，以及肠道寄生虫感染，都可能造成嗜异癖的发生，从临床来看，患嗜异癖的人以儿童居多。嗜异现象是一种心理失常的强迫行为，往往与家长疏忽对孩子的照料或环境不正常有关。平常生活中，家长要经常注意孩子身心健康所需的基本条件，如提供全面营养，教会孩子养成良好的饮食习惯，不挑食，不偏食。严重病例，要带他去看心理医生，并服用适量改善情绪的药物。

【病案举例】

李某，女，4岁，1996年12月3日初诊。患儿嗜食头发，曾作头发微量元素检查未见异常，口服葡萄糖酸锌1个月，诸症未见好转，遂求中医治疗。症见患儿面色少华，形体偏瘦，舌淡红，苔薄白。证属脾胃素虚，心火亢盛。治用导赤散加味：木通4g，生地6g，竹叶6g，甘草6g，蝉蜕6g，灯心草3扎，龙骨10g（先煎），怀山药10g，茯苓

10g，苡米 10g，隔日 1 剂，水煎服。结果匝月而愈。[22]

参考文献

[1] 罗世杰，解新科．导赤散儿科新用举隅．陕西中医，2000，21 (8)：370.

[2] 张振金．导赤散加味治验三则．中国中医急症，2000，9 (5)：202.

[3] 郑凯儿．川连导赤散加味治疗疱疹性口炎 32 例．新中医，1995，9：50 - 51.

[4] 郭荣辉，刘建汉．加味导赤散治疗疱疹性咽峡炎．湖北中医杂志，2002，24 (5)：31.

[5] 涂正君．加味导赤散治疗小儿疱疹性口炎临床观察．川北医学院学报，1999，14 (2)：60.

[6] 郭志英．中药加味导赤散治疗小儿疱疹性口炎的临床观察．广东牙病防治，2000，8：365.

[7] 张新明．中西医结合治疗小儿疱疹性口炎 45 例．陕西中医，1995，16 (8)：349.

[8] 张新明．中西医结合治疗儿童疱疹性口炎 90 例．陕西中医，2002，23 (6)：505.

[9] 邱宏．导赤散合清胃散加减治疗小儿口腔溃疡 30 例．四川中医，2003，21 (8)：70.

[10] 陈五南．导赤散加味治疗小儿口疮 66 例．江苏中医药，2003，24 (1)：24.

[11] 王诗侠．导赤散加味治疗小儿口腔溃疡 24 例．安徽中医临床杂志，1996，8 (6)：273.

[12] 周群江，唐宇轩．加味导赤汤治疗小儿口疮 98 例．陕西中医，2007，28 (3)：323 - 324.

[13] 付伟．三黄导赤散加味治疗小儿急性溃疡性口腔炎 33 例．哈尔滨医药，2005，25 (4)：51 - 52.

[14] 邱玉杰．自拟加味导赤汤临证疗效观察．河北医学，1998，4 (12)：88.

[15] 朱国强．小儿口糜验案 3 则．新中医，1996，7：39 - 40.

[16] 李永佳，弓艳玲．辨证治疗小儿口疮 1 例．广西中医药，2008，31 (1)：28.

[17] 温枫．导赤散加味治疗小儿口腔溃疡 2 例．山西中医，2001，17 (1)：23.

[18] 张伯华，唐忠明，巨华．清心导赤散加味治疗头面顽疮举隅．四川中医，2003，21 (10)：71.

[19] 武春丽，贾爱民．导赤散治疗小儿神经性尿频 26 例．河南中医，2003，23 (11)：55.

[20] 李兆兵．通涩并用治疗小儿尿道综合征 42 例．新中医，2004，36 (11)：63.

[21] 徐正莉，吴力群．胡天成教授临床运用黄连导赤散经验拾零．四川中医，2006，24 (3)：7 - 8.

[22] 周永霞．导赤散新用 3 则．国医论坛，1997，12 (6)：36.

[23] 董淑侠. 导赤散治疗皮肤病举隅. 四川中医, 2003, 21 (12): 77 – 78.

[24] 刘宇, 卢薇, 刘丽娅. 导赤散加减方治疗小儿手足口病80例观察. 实用中医药杂志, 2007, 23 (1): 10.

[25] 张忠. 导赤散加味治疗小儿手足口病50例. 吉林中医药, 1998, 6: 37.

[26] 徐雯. 加味导赤散内外合治小儿手足口病34例. 中医杂志, 2004, 45 (9): 688 – 689.

[27] 肖达民, 刘艳霞. 清心导赤散治疗小儿手足口病30例. 新中医, 2002, 34 (8): 51

[28] 龚人爱. 银翘导赤散治疗小儿手足口病76例. 中医药临床杂志, 2007, 19 (5): 463.

[29] 孝正虹. 导赤散加味治疗小儿鼻衄60例. 浙江中医学院学报, 1997, 21 (5): 39.

[30] 杨景山. 加味导赤散治疗小儿实火型鼻衄. 四川中医, 1988, 03: 24.

[31] 王梅花. 木舌治验举隅. 河南中医, 1994, 14 (4): 254.

[32] 陈国华. 舌衄五则. 山西中医, 1992, 8 (6): 46 – 47.

[33] 王延泉, 夏立红, 李华. 舌下囊肿. 山东中医杂志, 2001, 20 (2): 120.

[34] 叶泉. 舌下肿块治验. 四川中医, 1985, 08: 37.

[35] 刘盛昌. 加味导赤散治疗小儿夜啼42例. 河北中医, 2000, 22 (5): 331.

[36] 徐正莉, 吴力群. 胡天成教授临床运用黄连导赤散经验拾零. 四川中医, 2006, 24 (3): 7.

[37] 梁色兰. 导赤散治验举隅. 右江民族医学院学报, 2001, 23 (04): 654.

[38] 陈国典. 导赤散验案2则. 福建中医药, 1993, 24 (5): 63 – 64.

第五章

男 科 疾 病

第一节 慢性前列腺炎

前列腺炎是青壮年男性的一种常见病、多发病。美国国立卫生研究所将前列腺炎分为四型，即：Ⅰ型急性细菌性前列腺炎；Ⅱ型慢性细菌性前列腺炎；Ⅲ型慢性非细菌性前列腺炎（慢性盆腔痛疼综合症：Ⅲa 炎性慢性盆腔痛疼综合征；Ⅲb 非炎性慢性盆腔痛疼综合征）；Ⅳ型无症状的前列腺炎。临床上以非细菌性前列腺炎最为常见，占 90% ~ 95%，慢性前列腺炎以会阴、小腹等部位胀痛，尿道灼热、尿道滴白等位主要症状，具有病程冗长，病情顽固，反复发作，缠绵难以治愈的特点。

慢性细菌性前列腺炎具有尿路感染复发的特征，尽管进行了抗菌药物的治疗，前列腺液中仍持续出现致病菌，且为同一致病菌。慢性细菌性前列腺炎的临床表现差异较大，可由急性细菌性前列腺炎迁延而来，但多数病人并无急性前列腺炎病史，有些病人仅因偶尔发现无症状菌尿而诊断。慢性非细菌性前列腺炎又称无菌性前列腺炎，是非细菌感染因素所引起的前列腺的慢性炎症性疾病。其发病原因主要包括衣原体、支原体、病毒感染，前列腺充血，尿液返流，以及心理因素、免疫性因素等。是中青年男性的常见病、多发病。因本病常以排尿异常、尿末滴白等为临床特征。

中医虽无"前列腺炎"病名，但对本病的某些临床症状却早有认识。据文献记载，本病属于中医的"白浊"、"白淫"、"劳淋"或"肾虚腰痛"等范畴。如《素问·玉机真藏论》："少腹冤热而痛，出白。"即指小腹部胀痛不适，从小便滴出乳白色的混浊液体而言。

【临床应用】

何氏[1]了解导赤散加味对慢性前列腺炎的疗效。方法：应用导赤散为主组方，结合直肠指诊、化验检查进行综合分析，辨证加减用药，治疗慢性前列腺炎 110 例，并与口服环丙沙星片、回春通淋丹组 40 例作对照。结果：治疗组近期治愈率 36.4%，总有效率为 91.0%，对照组近期治愈率仅 15.0%，总有效率为 72.5%，两组的有效率比较差异有显著性（$P < 0.05$）。结论：导赤散加味治疗慢性前列腺炎有明显改善作用。

治疗方法为：治疗组用导赤散加味治疗：方药组成：生地20g，木通6g，淡竹叶10g，六一散（包）20g，焦山栀10g，八月扎10g，琥珀6g，炒川断12g，白茅根30g，每日1剂，7剂为1疗程。加减法：急性发作期：加蒲公英、三叶青、大黄、金铃子散。瘀热重：加赤芍、桃仁、穿山甲、象贝。脾肾亏：去六一散、山栀，加黄芪、益智仁、淫羊藿；如胃纳差，大便溏加白术、车前草、凤尾草；如腹胀、尿浊加乌药、萆薢。对照组：口服环丙沙星片0.5g/次，1日2次，回春通淋丹每次5粒，1日3次。两组均服7天为1疗程，连续服用，一般以服1个月为限。

【病案举例】

1. 曹某，男，74岁，因尿流不畅逐渐排尿不出2周住院。患者3年来尿流不畅，变细，排尿无力，淋漓不尽，劳累时加重，西医诊断为"慢性前列腺炎"，中医诊断为"劳淋"。近2周来，又因劳累致症状加重，逐渐排尿不出，尿道胀痛灼热，并有尿急，口苦口黏，口干饮水不多，舌质红，苔黄腻，脉象沉细。中医辨证为心火内盛，热移小肠，加之肾气不足，湿热痹阻，以致水道不通，心火内盛，湿热内蕴，从而出现口苦口黏，尿道灼热，舌苔黄腻。拟先清利湿热，活血通淋以治其标，方用导赤散加减。处方：细生地12g，淡竹叶10g，滑石30g，生甘草6g，王不留行12g，泽兰12g，怀牛膝12g，益母草12g，知母12g，黄柏10g，炮穿山甲10g。服药3剂后，白天排尿通畅，夜间尚感费力，但已能排出，下肢浮肿略减，守原方加通草3g，香附10g，川楝子10g。继服4剂，排尿较前通畅，尿痛悉除。但因舌苔黄腻尚未消尽，残留湿热未清，加之肾气不足，夜间有时仍出现排尿费力，故改用益气滋肾、活血清利之剂：党参15g，黄芪30g，生地30g，知母10g，黄柏10g，黄芩10g，马尾连12g，生蒲黄12g，牛膝12g，王不留行12g，滑石30g，茯苓30g。服12剂后，病情好转，但有尿急感，憋不住，仍于上方加入升麻10g，柴胡10g，党参改为30g，服药4剂，诸症悉除出院。

按：本例有淋证（劳淋）转变为癃闭，排尿不出，尿道胀痛灼热，加之舌红苔黄而腻，显然属湿热内阻所致。病有工作劳累引起，心火内盛，移热小肠，故治以导赤散加减，症状得以减轻。但因病人为74岁高龄，肾气不足，症状虽减，但排尿费力，故改用益气滋肾、活血清利之剂，终于症状悉除，完全缓解。癃闭一证属中医急重症，张景岳说："小水不通，是为癃闭，此最危最急症也。水道不通则上侵脾胃而为胀，外侵肌肉而为肿，泛及中焦则为呕，再及上焦则为喘，数日不通，则奔迫难堪，必致危殆。"指出了癃闭的预后恶劣。本例及早治疗，避免了病势恶化，并逐渐趋向好转，解除了病人痛苦。[2]

2. 程某，男，37 岁，2005 年 5 月 10 日初诊。会阴部坠胀，小便热涩疼痛，尿道时有白色分泌物流出 2 年余，曾在多家医院诊治效果不佳。诊见心烦，失眠，多梦，舌质红苔黄，脉濡数。B 超检查提示前列腺轻度肥大，前列腺液检查，有卵磷脂小体，红细胞（＋），白细胞（＋＋），精子少许。证属心经有热，湿热下注，脂液失约。治以清心利湿，解毒泻浊。方用导赤散加味。生地、黄柏、石菖蒲、土茯苓、蒲公英、车前草、紫花地丁各 15g，木通、竹叶、丹参、莲子心各 10g，生甘草 5g，每日 1 剂，水煎服。另将药渣煎水坐浴会阴部。连服 20 剂后诸症消失，B 超前列腺液检查各项指标正常，观察 2 个月未见复发。

按：本例为湿热下注，脂液失约。用导赤散加黄柏、石菖蒲、土茯苓、车前草清热利湿泻浊，紫花地丁、蒲公英清热解毒，莲子心、丹参清心活血通络，药渣煎水坐浴会阴部，可增强清热解毒、活血散淤之效。全方配伍，药中病机，故而痊愈。[3]

第二节　前列腺痛

前列腺痛好发于中青年男性，临床以 20～45 岁多见，依据 1995 年美国国立卫生研究所提出的新分类方法，前列腺痛应属于慢性无菌性前列腺炎/慢性盆腔部位疼痛综合征（Ⅲ型）中的非炎症性亚型（Ⅲb），是前列腺炎综合征中的一种较常见且又特殊的类型，称其特殊是因为作为前列腺炎性疾病，虽有典型症状，却无证实的泌尿系感染病史，并且前列腺液正常，培养无感染性致病菌。

精神因素是前列腺痛发病的重要原因。保持心情舒畅，避免忧思恼怒，使机体内环境平衡，有利于疾病的治疗和康复。较重的思想负担和精神过度紧张及恐惧、忧虑、烦躁、易怒等不良情绪，使调节前列腺的神经功能紊乱而加重症状。

古代中医典籍中无"前列腺痛"的记载，观其表现，以不同部位的疼痛和排尿异常为特征，故应属"痛证"、"淋证"、"癃闭"等范畴。

【临床应用】

温氏[4]用导赤散加艾叶治疗前列腺疼痛 30 例。乃用生地、甘草梢、木通等量为末，每用取 9g，再加竹叶 15g，艾叶 5g，入水 5000ml，煎取 2500ml，分 3 次于饭后半小时温服。服药期间忌食辛辣食物和忌饮酒。所治 30 例，年龄最小 17 岁，最大 50 岁；病程最短 3 天，最长 1 年半。

经检查均符合吴阶平《泌尿外科学》中有关前列腺诊断标准，临床均见茎中作痛，小便黄赤，舌红，脉数。经治5天至1个月，均疼痛消除。

按：治取导赤散加艾叶，是寒热并用，导赤散清热利水，养阴通络，清热而不伤胃，利水而不伤阴；加艾叶直入下焦，与甘草梢互为佐使，通阴茎经脉，止疼痛，疗效颇佳。

第三节 阳痿

阳痿是指成年男子阴茎不举，或举而不坚，夫妇不能进行性交。目前国际男科学界将本病通称为勃起功能障碍。应该说勃起功能障碍比过去用的"阳痿"一词更加确切，因为勃起功能障碍按其程度分为轻、中、重三度，而阳痿属于重度的勃起功能障碍。

本病的临床特点是阴茎痿软，或举而不坚，不能插入阴道进行性交。《景岳全书·阳痿》正式以"阳痿"以病名，并认为"凡男子阳痿不起，多有命门火衰，精气虚冷，或以七情劳倦，损伤生阳之气，多致此证；亦有湿热炽盛，以致宗筋弛缓，而为痿弱者。"而导赤散正是可以治疗湿热炽盛之阳痿。

阳痿治疗的方法很多，如心理治疗、西药、中医药、物理治疗、手术等。要针对病因，方能中的。而且治疗应该个体化，根据病人的病程、病情、年龄以及患者夫妻治疗本病的实际愿望，制定适合每个病人的治疗方案。

【病案举例】

1. 患者王某，男，52岁。1999年10月3日初诊。患者5年前开始出现阳事不举，不能行房。曾多方求医，服用各种补肾壮阳之品如鹿茸、附子、肉苁蓉、锁阳类，不见其效。近因口干舌燥，心烦失眠而就诊。刻下：阳事不举，行房无能，口干不欲饮水，心烦神疲，少气懒言，两目干涩，视物模糊，毛发焦枯易落，皮肤粗糙，腰膝冷痛，大便干结，小便频数，舌苔微腻，脉弦滑。B超示轻度前列腺炎。此乃湿热内蕴，枢机不利之故也，投予小柴胡汤合导赤散，处方：柴胡10g、黄芩10g、半夏10g、人参15g、生地20g、木通8g、竹叶15g、甘草6g、大黄8g（后下）、大枣5枚。每日1剂，水煎分3次服。药后2日大便得通，口渴略减，5剂后心烦得减，睡眠安稳，头微汗出。此乃药证相契之象，继以原方去大黄，适当加减药量，调治2个月余而诸症悉解。

按：阳痿一病，医家多以肾阳亏虚论治，常获显效，何为此病不愈？观其体貌，患者乃身肥体胖，外盛中虚，痰湿易成之躯。审其脉证，乃上热下寒之象。盖病发之初治疗失当，误用过剂温热壮阳之品，化成湿热痰积阻碍气机，致使少阳枢机不利，上则津不上承，口目鼻诸窍失养，火热燥气之象遂生；下则气机不畅，阳气不行，下焦失温，故见阳事不举，腰膝冷痛，小便频数。治疗当以调和枢机，化湿行滞，沟通上下阴阳为要，用小柴胡汤合导赤散，药证相契，诸症遂解。[5]

2. 鞠某某，男，40岁，1976年3月就诊。自述患病年余，临房时阴茎弛长而不坚，间或梦遗，阴囊浸渍多汗，伴溲赤，失眠心烦。阅所服中药处方，不外"固精丸"、"参茸丸"、"三鞭丸"以及淫羊藿、巴戟天等补肾助阳之品。查脉象沉数有力，舌红，中后部腻。诊断为心火炽盛并兼肾经湿热。《灵枢·经筋》篇载云："足厥阴之筋病，阴器不用，伤于内则不起，伤于寒则阴缩入，伤于热则纵挺不收。"自思导赤散加黄柏苦而燥以坚之，黄柏、木通相伍除下焦湿热之力尤盛。处方：生地15g，木通10g，甘草6g，竹叶10g，黄柏10g，连服8剂，阳痿之症遂愈，追访1年未复发。

按：阳痿，临床以"阳虚者居多"，湿热者亦多有之，尤以青壮年为多。临证当认真分析，于"同中求异"，"异中求同"，如勉强以一般规律硬套变化多端的病症，是很难收到预期效果的。[6]

第四节　遗精

遗精是指在非性生活时精液自行泄出的一种症状。未婚的健康青壮年，或婚后夫妇两地分居的男子，1个月出现1~2次的遗精，不出现明显的不适感，属于正常的生理现象。据统计，有80%~90%的成年男性都有这种现象。只有在梦遗过频，或清醒时精液自流，或在色相思维及异性一接触时出现遗精，并有头昏，精神萎靡，腰酸腿软，失眠等症，才属于病理的现象，称为病理性遗精。病理性遗精又有梦遗和滑精之分，有梦而遗精的，称为"梦遗"；无梦而遗精者，甚至清醒时精液自流者名为"滑精"。

本病属于中医学"遗精"、"滑精"、"失精"、"精时自下"、"精液自出"等病的范畴。

【病案举例】

徐某某，男，24岁，1977年5月6日初诊。患者未婚，患遗精病3个月。患者因误受批评而起病，心烦失眠，梦遗，一夜或间夜必发一次，偶有白昼滑精。因羞于就医，延月余方赴某院就医诊治。所用药物不外金锁固精丸，六味地黄丸，壮腰健肾之剂。调治月余而未效，病反而加剧。近10余日，每于上午10时连续滑精2~3次，下午5时又发

3~5次，遗精之前先有小腹微热感。夜间不遗，但仍心烦失眠。脉沉数，舌质红，边尖尤甚，无苔，诊为心火下移，热扰精室。处方：生地30g，木通15g，甘草6g，竹叶10g，灯心草1g，川连4g，4剂。5月11日复诊：诸症均减，每日遗精1~2次，继进前方4剂，5月22日三诊：前方尽剂后，未再遗精，惟觉腰膝酸软、头晕，又以知柏地黄汤以善其后。

按： 遗精一症，有梦遗与滑精之分，以滑精为甚，素称："有梦为心病，无梦为肾病"。滑精一症，如已婚男子，多由色欲过度、下元虚惫、滑泄无禁、或先天禀赋薄弱而致肾虚不藏。《明医杂著》载有因痰火内郁，湿热下注，扰动精室而滑泄者。此例青年，男性未婚，原为心火内盛扰动精室而遗泄，误认为肾气不能蛰藏，妄施补肾壮阳之剂，致心火益炽而滑泄无度，阴精愈耗则心肾之火愈盛，故以导赤散直折其心火，滋其肾阴而获愈。[6]

第五节　睾丸鞘膜积液

睾丸鞘膜积液系因腹膜鞘状突闭合反常，多量的液体积聚于围绕睾丸的鞘膜腔内形成的囊肿病变，是男性泌尿生殖系统交常见的疾病之一。临床以单侧性阴囊肿大，并逐渐增大，伴有阴囊下坠感，以阴囊下垂肿大或子系处有痰包为特征。本病经治疗后一般预后良好。临床的重要性在于鞘膜内长期的积液，内压增高，可导致睾丸的缺血，属于中医学的"水疝"范畴。

睾丸鞘膜积液的治疗方法有保守疗法，穿刺注射疗法，手术疗法等。应根据病人年龄、积液量多少、症状轻重、有无并发症选择最恰当的治疗方法。《医宗金鉴》曰："阴囊肿大邪气凝，风痒热盛湿多疼，疏风五苓导赤散。"可见导赤散可以治疗睾丸鞘膜积液。

【病案举例】

王某某，男，1岁多，1988年4月7岁初诊。患孩右侧阴囊肿大已1个多月，西医诊断鞘膜积液，经口服西药，病情未见起色，来诊日症见：右侧阴囊肿大光亮、透光试验阳性、面赤，小便短赤，舌尖红，苔薄白，指纹紫滞，证属心经热盛。治宜清心利水，方以导赤散加味。处方：生地5g，木通3g，竹叶5g，甘草梢3g，车前子4g，猪苓4g，泽泻4g，进服3剂，药后，右侧阴囊明显缩小，小便清长，效不更方，再进4剂，病愈。

按： 患孩阴囊肿大光亮，小便短赤，此因心火移热于小肠故也；心火上炎则面赤；舌尖红，指纹紫滞，皆属心经热盛之证。故用导赤散加车前子、猪苓、泽泻，清心火，利小便。[7]

第六节　性病恐怖症

性病恐怖症患者对性病有不正确的认识，存在严重的恐惧心理，为一种本人无法控制、无法摆脱的强迫情绪，实际上并无性病或早已痊愈。此类病人多性格内向，长期心情抑郁，后悔懊丧，情绪不宁，自觉症状不断加重而不能自拔，中医辨证应属郁证范畴。究其病因，实为七情所伤。患者因惊恐过度而伤肾，由肾及肝。

性病恐怖症患者对健康过分注意，患者多有一次以上的性乱史，因而忧心忡忡，总自认患有性病或性病不治愈。常自觉尿频尿急，尿道不适，有刺痛或异物感，常伴焦虑恐惧，头晕，失眠健忘，腰痛，遗精或茎萎软等。临床作淋球菌培养、支原体、衣原体、滴虫、霉菌及梅毒血清沉淀反应等均呈阴性。尽管经免疫学或细菌检测性病病原体均为阴性，但患者仍怀疑尚未治愈，甚至认为已扩散至全身。心理反应的强度和形式与内容基本上与客观事物的发展发生有较为逻辑的联系。

【临床应用】

黄氏[8]近几年来采用酸枣仁汤合导赤散治疗性病恐怖症30例，疗效满意，30例男28例，女2例；年龄最大58岁，最小17岁，平均36岁；病程最长5年，最短3个月，平均1.5年；曾患淋病10例，非淋菌性尿道炎8例，尖锐湿疣3例，生殖器疱疹3例，以上24例患者均经过系统治疗，大部份病例且为超剂量治疗，但尿道不适等自觉症状不消失；另6例自疑性病，但经反复检查，性病诊断不成立。投酸枣仁汤合导赤散：酸枣仁15g，茯苓30g，川芎6g，知母9g，生地黄15g，木通12g，淡竹叶12g，甘草6g。每日1剂，水煎400ml，分2次服，5天为1疗程，一般服2个疗程判定疗效。结果30例中痊愈24例，好转4例，无效2例。

按：综观此症，虚实夹杂，因此治宜调养肝肾，养心阴，佐以利水导热，方选酸枣仁汤调肝气、养心神、除恐怖感，再佐导赤散清心养阴，利水导热，二方合用恐怖之症可除。正如张路玉《方论选录》云："虚烦者，肝虚而火气乘之也，特取酸枣仁以安肝胆为主，略加芎调血养肝，茯苓甘草以荣木，知母降火除烦，此平调肝脾之剂"。《删补名医方论》云："用生地滋肾凉心，木通利小肠，佐以甘草梢，取其泻最下之热，茎中之痛可除，心经之热可导也"。实为以此二方治此之症的最好注解。临证上辅以心理疏导，病症很快可消除。

参考文献

[1] 何良新. 导赤散加味治疗慢性前列腺炎 110 例. 中国自然医学杂志, 2000, 2 (4): 216 – 217.

[2] 石振声. 时门医述. 北京: 中国医药科技出版社, 1994, 570.

[3] 唐承栋, 李寿彭. 李寿彭应用加味导赤散临床经验. 实用中医药杂志, 2006, 22 (1): 33.

[4] 温泉盛. 导赤散加艾叶治疗前列腺疼痛. 浙江中医杂志. 2000, 35 (02): 48.

[5] 马武开. 小柴胡汤合导赤散治疗阳痿 1 例. 实用中医内科杂志, 2000, 14 (2): 25 – 26.

[6] 王辅民. 导赤散治验四则. 山东医药, 1979, 05: 47 – 48.

[7] 陈国典. 导赤散验案 2 则. 福建中医药, 1993, 24 (5): 63 – 64.

[8] 黄灿. 酸枣仁汤合导赤散治疗性病恐怖症 30 例. 广西中医药, 2000, 23 (4): 24.

第六章

口腔科疾病

第一节　复发性阿弗他溃疡

复发性阿弗他溃疡是口腔黏膜病中最常见的疾病，是口腔黏膜浅表性溃疡，并具有明显烧灼痛和周期性复发特点的疾病。青壮年多发，并且女性少多于男性。又称复发性口腔溃疡。本病的病因十分复杂，具有明显的个体差异，可能与遗传、细胞免疫、变态反应、情绪因素、口腔黏膜角化程度等有关。

复发性阿弗他溃疡分为轻型复发性阿弗溃疡、口炎型复发性阿弗溃疡、重型复发性阿弗溃疡。

（1）轻型复发性阿弗溃疡：好发于唇内侧、舌部、颊部等。初起为细小红点，灼痛，后扩大为圆形或椭圆形浅溃疡，微凹，表面被覆黄色假膜，周围充血水肿，特点是"黄、红、凹、痛"四征。每次发作常常一个或几个。往往在7~14天内自愈，但是间歇后可在其他部位复发，可在数天至数月，甚至此起彼伏。

（2）口炎型复发性阿弗溃疡：好发部位和形态类似轻型复发性阿弗溃疡，主要表现为溃疡的数目明显增加，并散在分布，疼痛更为明显。并且可以伴有淋巴结增大，头疼发热等全身症状。

（3）重型复发性阿弗溃疡：好发于唇黏膜、软腭、舌腭弓等部位（往往从前向后逐渐移动），溃疡往往为单个，两个以上少见。溃疡往往深而大，直径可达1~3cm，甚至可深达黏膜腺和肌层，溃疡呈紫红色，边缘不规则并且突起，中央凹陷，愈合缓慢，往往长达3~4个月，可复发但间歇期较长，愈合后有瘢痕的形成，淋巴结肿大、头疼、发热等症状明显。

西医治疗往往分为局部治疗和全身治疗。而全身治疗往往用免疫抑制剂和免疫增强剂。复发性口腔溃疡相当于中医学的"口疮"、"口疡"、"口破"、"口疳"等范围。

【临床应用】

桂氏[1]自1996年1月~2003年8月以导赤散合玉女煎加减治疗复

发性口腔溃疡患者 36 例，取得满意疗效。36 例患者中，男 15 例，女 21 例；年龄 15～72 岁，平均 43.6 岁；病程 3 个月～16 年。治疗方法：用导赤散合玉女煎加减治疗，基本方：竹叶、芦根、连翘、丹参各 15g，泽泻、生地各 12g，石膏 20g，知母、麦冬、川牛膝、枳壳各 10g，生甘草 6g。大便秘结者，加麻仁、大黄；舌苔黄厚腻夹痰湿者，加桔梗、佩兰；舌红少苔阴虚者，加玄参、旱莲草；舌质暗红有瘀血者，加丹皮、赤芍。水煎服，每日 1 剂，每剂煎 2 次，共取汁约 400ml，分早晚 2 次服。7 天为 1 个疗程。结果 36 例中治愈 34 例，有效 1 例，无效 1 例，总有效率为 97.2%。文氏[2]用导赤散化裁治疗复发性口腔溃 32 例疗效满意。临床病例 32 例，男 20 例，女 12 例；年龄 5～68 岁，多数年龄在 20～50 岁。病程 6 个月～2 年者 9 例，3～4 年者 12 例，5～6 年者 11 例。治疗方法：治疗应用导赤散化裁：党参 20g，茯苓 15g，白术 20g，玄参 15g，生地 15g，木通 10g，黄连 10g，栀子 15g，甘草 10g。水煎取 500ml，分 2 次口服，1 日服 2 次，3 周为 1 疗程。服药至无溃疡后再继续服药 2 周，巩固疗效。加减：发热者加柴胡 15g，腹胀者加厚朴 15g，莱菔子 15g，便秘者加生大黄 10g。结果 32 例中治愈 14 例，有效 12 例，无效 6 例。

车氏[3]等用导赤散加减治疗复发性口腔溃疡（心脾积热证）40 例，临床疗效满意。把门诊病历随机分为治疗组 40 例，其中男性 21 例，女性 19 例，年龄 18～65 岁；对照组 20 例，其中男性 13 例，女性 7 例，年龄 18～65 岁。通过对两组患者的性别、年龄、病程经过统计学处理，无显著性差异，具有可比性。治疗组：服用导赤散加减，药物组成：生地黄 6g，木通 6g，生甘草 6g，竹叶 9g。加减：烦躁口渴加黄连 6g，麦冬 9g；大便干结加大黄 6g，黄芩 9g；小便短赤加车前子 9g，赤茯苓 6g。水煎口服，1 剂/天，2 次/天，5 天为 1 疗程，观察 2 疗程。对照组：因目前临床上尚无公认有效剂型及功能主治与试验药物完全相似并经 SFDA 批准的药物，择常用药维生素 B 族为对照组。治疗期间停服一切药物，忌饮酒，忌食辛辣油腻之品。结果：治疗组：治愈 20 例，显效 11 例，有效 7 例，无效 2 例，总有效率为 95%；而对照组治愈 6 例，显效 2 例，有效 7 例，无效 5 例，总有效率 75%；两组有效率比较 $P < 0.05$，具有统计学意义。王氏[4]应用导赤散加减治疗口腔溃疡 62 例，获得了比较满意的疗效。共 62 例中，男 45 例，女 17 例；年龄最小者 3 岁，最大者 61 岁；病程最短者 1 天，最长者 6 年；白细胞计数升高者 4 例；伴尿路感染者 2 例。采用导赤散加减治疗：生地 50g，木通 15g，淡竹叶 8g，甘草 10g（成人剂量，小儿酌减）。心火盛者重用生地，加

生石膏；白细胞计数升高者加银花、连翘；伴尿路感染者重用木通、淡竹叶，加车前草；病程长者加知母、麦冬。每日1剂，水煎，早、晚各温服1次。病程短者病愈即止，病程长者愈后加服1周。结果本组62例中，治愈（临床症状和体征消失，实验室检查恢复正常者）58例，好转（临床症状和体征消失，但停药数周后复发者）4例，总有效率为100%。

胡氏[5]等用导赤散加减治疗顽固性复发性口腔溃疡30例，中医辨证参照《中医病证诊断疗效标准》中心火上炎型。30例均为成人，女17例，男13例。方用导赤散加减：黄连4g，生甘草3g，金银花、竹叶、生地各15g，木通6g，连翘、焦槟榔、沙参各10g，玉竹12g，黄芪20g。每日1剂，水煎2次混合分早晚服，15天为1疗程，1～2个疗程后定期复查。30例中，10例痊愈，2例显效，15例有效，3例无效。李氏[6]等应用导赤散加味治疗复发性阿弗他性口腔黏膜溃疡500例，临床观察疗效良好。在500例口腔黏膜溃疡，其中轻型103例，口腔炎型315例，重型82例。女性413例，男性87例，年龄为13～72岁，平均29岁。反复发作病程最长的40年，发病时间最短的3天。导赤散主要成分为：生地、木通、淡竹叶、甘草。另外有：金银花、板蓝根、黄芩、桂枝。水煎服，每日1剂，分早、晚2次服用。结果：轻型：103例中，显效81例，占78.64%，有效20例，占19.42%，无效2例，占1.94%。口腔炎型：315例中，显效240例，占76.19%，有效70例，占22.22%，无效5例，占1.59%。重型：82例中，显效68例，占82.93%，有效12例，占14.63%，无效2例，占2.44%。显效率为77.8%，有效率为20.4%，总有效率98.2%。

刘氏[7]等用导赤散加味治疗复发性口腔溃疡，效果显著。80例患者中男35例，女45例，年龄20～60岁，病程3个月～15年。发病期均为7～8天，间歇15天，如此反复发作。治疗方法：导赤散基本方，生地15g、竹叶10g、木通15g、生甘草梢10g。心阴虚者加麦冬15g、川连15g、丹皮10g；肝肾不足加龟板10g、知母10g、女贞子15g；大便秘结加大黄15g；肺肾火盛加石膏15g、金银花15g、玄参15g；热毒炽盛加连翘15g、板蓝根15g、白花蛇舌草15g、芦根30g。文火水煎内服，每日1剂，分2次服。结果：显效20例，占25.0%；有效54例，占67.5%；无效6例，占7.5%。总有效率92.5%。杨氏[8]等采用导赤散加味治疗口腔溃疡30例，均获满意疗效。临床资料30例患者中，女18人男12人；年龄15～58岁。中医辨证风热型8例，湿热型8例，热毒型4例，心火旺盛型6例，阴虚火旺型3例，虚阳上浮型1例。基本方：生地、木通、竹叶、生甘草。辨证用药：风热型：基本方加金银花、连翘、薄荷、牛蒡子以清热解毒，疏风透邪。湿热型：基本方加元芩、连翘、茵陈、滑石以清热利湿。热毒型：基本方加黄芩、黄连、黄柏、栀子、大黄以清热解毒、苦寒泻下。心火旺盛：基本方加栀子、石膏、元芩以清热泻火。阴虚火旺：基本方加山萸肉、泽泻、丹皮、杞果、知母、黄柏以滋阴降火。虚阳上浮：基本方加五味子、白及敛火生肌。偏脾阳虚者合附子理中汤以温脾阳，偏肾阳虚者合桂附八味丸温肾阳。30 例患者全部治愈，其中 28 例 1 个疗程治愈，2 例近 2 个疗程治愈（阴虚火旺 1 例、虚阳上浮 1 例）。

开氏[9]应用导赤散加味治疗心脾积热型口疮 54 例，并与左旋咪唑对照组 52 例对比观察，结果导赤散对于治疗心脾积热型口疮有较好的临床效果。106 例患者，随机分为两组。治疗组 54 例，其中男 25 例，女 29 例；年龄 15～30 岁 30 例，31～40 岁 12 例，41～50 岁 10 例，50 岁以上 2 例；病程 1～3 年 32 例，4～6 年 11 例，7～9 年 5 例，10 年以上 6 例。对照组 52 例，其中男 23 例，女 29 例；年龄 15～30 岁 27 例，31～40 岁 13 例，41～50 岁 9 例，50 岁以 3 例；病程 1～3 年 27 例，4～6 年 13 例，7～9 年 4 例，10 年以上 8 例。中医辨证属心脾积热。两组临床资料相比，无显著差异（$P > 0.05$），具有可比性。治疗方法：治疗组以导赤散加味治疗：生地黄 15g，木通、竹叶各 10g，甘草 6g（以上为成人剂量，小儿酌减）。若邪热较盛，溃烂面融合成片，红肿灼痛者，加黄连、黄芩、赤芍、栀子；口渴者，加玄参、麦冬；大便秘结者加大黄。水煎服，每日 1 剂。治疗期间同时配合局部撒涂冰硼散，每日 4～5 次，直至溃疡面逐渐缩小消失。对照组予左旋咪唑片口服，每次 25mg，每日 3 次；溃疡面局部涂抹维生素 C 粉剂，每日 4～5 次。两组均于复发期开始服药，治疗 5 天。停药后随访 6 个月，每月复查 1 次，6 个月后评定疗效。结果：治疗组，治疗 39 例，有效 11 例，无效 4 例，总有效率为 92.59%；对照组中治愈 26 例，有效 14 例，无效 12 例，总有效率 76.92%。具有统计学意义。

王氏[10]用导赤散合白虎汤加减治疗顽固性复发性口疮 16 例，效果明显。其中男 6 例，女 10 例，年龄最大 53 岁，最小 16 岁，病程 3 个月至 1 年。基础方：生地 12～30g，木通、竹叶各 5～10g，甘草梢 5～8g，石膏 15～45g，知母 10～15g。每日 1 剂，水煎分 2 次服，重者每日进 2 剂。服药期间忌食辛辣刺激、炙博之品。随症加减：伴高热、咽痛者，重用石膏、知母，加板蓝根、银花、玄参、射干；伴牙龈肿痛者，重用石膏、知母，加蒲公英、地丁草、黄连、丹皮；伴口渴口臭烦躁者，重用石膏、知母、生地，加葛根、天花粉、山栀子、黄连、麦冬；伴大便秘结者，重用石膏、生地，加玄参、麦冬、大黄；合并急性尿路感染者，加萹蓄、瞿麦、白茅根、蒲公英、小蓟。治愈（口疮面愈合，辣痛消失，随访 3 个月不再复发）14 例；显效（口疮面缩小或口疮减少，仍伴有轻微辣痛）2 例。最短疗程 3 天，最长疗程 6 天。任氏[11] 从 2000 年以来试用导赤散加减治疗复发性口腔溃疡 38 例，收到良好效果，其中男 23 例，女 15 例；年龄 18 ～ 46 岁。病程最短 3 个月，最长 4 年，平均 2.1 年。基本方：生地 30g，木通 15g，甘草 10g。如便干时加大黄、全瓜蒌；咽喉肿痛者加银花、山豆根；口渴重者加副麦冬、天花粉；气血虚者加党参、黄芪；脾胃状热口臭者加黄连、大黄、山栀。每日 1 剂，水煎早晚分服。4 剂为 1 个疗程，可连服 2 个疗程。治疗效果：服药 1 ～ 2 疗程后溃疡愈合，半年以上未复发者为治愈（18 例）。3 ～ 6 个月未复发者为有效（16 例）。服药后溃疡发作次数明显减少者为无效（4 例）。总有效率为 89.5%。一般服药 1 剂痛止，3 ～ 4 剂溃疡愈合。

旦氏[12] 在临床实践中应用甘露饮合导赤散治疗复发性口腔溃疡 44 例，疗效满意。44 例患者均为门诊病例，其中男 10 例，女 34 例；年龄 18 ～ 53 岁；病程 2 天 ～ 10 年；初发 5 例，反复发作 39 例。治疗方法：发作期用甘露饮合导赤散加减：生地、熟地、天冬、麦冬各 20g，茵陈、石斛、竹叶各 15g，黄芩 12g，枳壳、木通各 10g，干姜、黄连各 6g，黄芪 30g。并随症加减，每日 1 剂。服药期间停用其他任何药物。间歇期服用六味地黄丸，每次 10g，每日 2 次，连服 2 个月，观察其病情变化。44 例中，25 例治愈（口腔溃疡终止复发有 1 年以上），18 例显效（口腔溃疡半年内未复发，或总间歇期延长），1 例无效（口腔溃疡总间歇期时间不变）。治愈率 56.8%，总有效率 97.7%。袁氏[13] 等自 1992 年以来，利用加味导赤散治疗口腔溃疡 50 例，取得较好疗效。共 50 例，男 32 例，女 18 例；病程最短 1 天，最长 8 天，平均 4.5 天。处方为：生地、大黄、甘草、丹皮、木通各 9g，竹叶 10g，水煎早晚温服，3 天为 1 疗程，随症加减。疼痛消失，溃疡愈合为痊愈；疼痛减轻，疡面缩小为有效；治疗后无变化为无效。1 疗程痊愈者 40 例，2 疗程有效者 7 例，无效 3 例、总有效率为 94%。江氏[14] 采用内服中药汤剂结合中药散剂外敷的方法治疗口疮 74 例，疗效满意。男 31 例，女 43 例，年龄 7 ～ 46 岁；病程最长约 11 年，最短半年。内服汤药选用导赤散合知柏地黄丸加减，知母、黄柏、丹皮、泽泻、茯苓等各 15g，川黄连、淡竹叶、银花各 10g，山药 30g，生地 24g，山茱萸 12g，甘草 4g。每日 1 剂，煎服 2 次。外用药选青黛 10g，冰片 4g，研末，消毒备用，每日不定时以消毒棉签沾药搽患处。结果：治愈（口腔溃疡愈合，局部无不适，随访半年无复发）68 例，占 91.9%，好转（口疮虽然时有复发，但程度减轻，数量减少）5 例，占 6.8%；无效（治疗前后无明显变化）1 例，占 1.4%。

方氏[15] 自 2000～2006 年运用清胃导赤散加味治疗本病 47 例，疗效满意，病例共为 47 例，其中男 29 例，女 18 例；年龄 18～72 岁，病程 2 个月～3 年。所有病例都曾用过中西药治疗仍然反复发作不愈。大部分病例舌质红、苔黄，脉滑数。中医辨证为胃火炽盛。选用清胃导赤散加味，药用黄连 6～15g，生地 15～20g，丹皮、白及各 10～15g，当归 15g，升麻 6～10g，木通 6～9g，淡竹叶 15g，生甘草 5～10g，细辛 1～3g。水煎服，每日 1 剂。连用 3 日为 1 疗程，可服用 1～3 个疗程。结果在 47 例中，痊愈 38 例，有效 7 例，无效 2 例，总有效率为 95.7%。霍氏[16] 用四物汤合导赤散加味治疗此病患者 30 例，疗效显著。本组男 12 例，女 8 例；年龄 8～52 岁，平均 35 岁；病程最短 3 个月，最长 18 年；均有口腔溃疡反复发作，一月一发或数日一发，多数接受过西医治疗。舌质淡红，苔薄白或薄黄，脉沉细。以四物汤合导赤散加味方治疗，方药：当归、云茯苓各 15g，川芎、陈皮、竹叶、木通各 6g，白芍、生地、花粉、玄参、连翘、砂仁、生蒲黄（包煎）各 10g，生甘草 5g，每日 1 剂，水煎早晚各服 1 次，每次 200ml，连服 7 天。结果治愈 20 例，好转 7 例，无效 3 例，总有效率 90%。

王氏[17] 用泻黄导赤汤治疗口疮 120 例，效果显著；其中男性 52 例，女性 68 例；年龄 3～73 岁；病程 3 天～30 余年。治疗方法药物组成：生石膏 15～20g、焦山栀 10g、防风 10g、藿香 10g、淡竹叶 10g、木通 6g、生地 12g、川牛膝 10g、生甘草 6g。儿童患者剂量减半。遇舌苔白腻者去生地，发热者加银花。本组经治疗痊愈 82 例，占 68.3%，显效 27 例，占 22.5%，好转 11 例，占 9.2%，总有效率为 100%。满氏等[18] 自 1995 年以来运用泻黄散合导赤散治疗 31 例复发性口疮，疗效较好；在本组中男性 12 例，女性 19 例；年龄最大 72 岁，最小 16 岁；1 年以上 9 例，10 年以上 4 例，病程 3 个月～1 年 18 例，均反复发作。泻黄散合导赤散加味：藿香 10g，山栀 10g，防风 10g，黄连 6g，生石膏 10～30g，当归 10g，生地 10g，木通 3g，丹皮 10g，升麻 10g，竹叶 6g，薄荷 6g，甘草 6g。每日 1 剂，水煎取汁 500ml，分 2 次口服。加减：偏阴虚加花粉、麦冬、知母；热盛加黄柏、黄芩、连翘；大便秘结者加大黄、牛蒡子；脾虚者减生石膏、生地，加党参、黄芪、白术、苍术。局部治疗：在口腔溃疡面涂甲醛甲酚液 1 次，甲硝唑 0.8g 化水漱口，每日 3～5 次。治疗结果：痊愈（用药 3～15 天溃疡面愈合，随访半年无复发）26 例，有效（用药 3～15 天溃疡面愈合，半年内复发 1～2 次，再次治疗仍有效）5 例。

刘氏[19]根据五行相克规律，运用泻南补北法，采用导赤散合六味地黄液治疗顽固性的复发性口腔溃疡，效果满意。在 34 例病例中，男 10 例，女 24 例；年龄 18～46 岁，病程最长 3 年，最短 4 个月；均为反复发作性口腔溃疡，溃疡缠绵难愈或愈合后数日复发者，同时伴有口苦咽痛便秘等症状。导赤散组成：淡竹叶 10g，生地 15g，木通 3g，生甘草 10g，便秘者加生大黄（后下）6g，目痛溲赤者加泽泻 10g；咽痛加玄参 10g。用法为每日 1 剂，煎汤代茶，早晚各 1 次，5～7 天为 1 个疗程。待溃疡基本消失后，以六味地黄口服液善后，早晚各 1 支，连服半月。治疗结果：34 例中，治愈 26 例（占 76.5%）：临床症状消失，口腔溃疡完全消失，随访半年无复发。好转 8 例（占 23.5%）：临床症状减轻，口腔溃疡大部分消失，半年内复发 1 次。好转病例继续用导赤散合六味地黄口服液治疗后，口腔溃疡愈合。有效率为 100%。陈氏[20]用玉女煎合导赤散加味治疗复发性口腔溃疡 40 例，疗效尚属满意；复发性口腔溃疡 40 例，其中女性 28 例，男性 12 例；处方：生地 15g，生石膏 30g，麦冬 12g，知母 12g，牛膝 15g，丹皮 10g，木通 12g，甘草 7g。随证加减：胃肠热盛者加生大黄 5～10g，心火亢盛者加黄连 10g，淡竹叶 15g，牙痛者加玄胡索 15g、细辛 2g。服法：水煎服，每日 1 剂，每日 3 次。7 天为 1 疗程。治疗结果：复发性口腔溃疡 40 例，显效 23 例，治 57.5%，有效 14 例，占 35%，无效 3 例，占 7.5%，总有效率 92.5%。

蔡氏[21]治疗 212 例口腔溃疡患者，其中复发性口腔溃疡 127 例，高热后婴幼儿口疮 67 例，创伤性溃疡 18 例；男性 85 例，女性 127 例；年龄为 2 个月～50 岁。随机分为中西医结合治疗组和西药治疗组，各 106 例。方剂采用导赤散加减：生地、木通、甘草、竹叶、板蓝根、黄连、生石膏、硼砂、车前子等构成，发热时加知母，便秘者加大黄，烦躁不安者加钩藤、蝉蜕等。患者均常规应用抗生素，局部敷药，肌内注射聚肌胞注射液，每次 2ml，隔日 1 次。中西医结合治疗组加服上述导赤散加减方，每日 1 剂，每餐服 1 次，6 岁以下患儿剂量减半；西药对照组不服中药。结果中西医结合治疗组有效 92 例（治愈 32 例，好转 60 例），无效 14 例；西药对照组有效 51 例（治愈 18 例，好转 33 例），无效 55 例。总有效率两组分别为 86.8% 和 48.1%，治愈率分别为 30.2% 和 17.0%。$P < 0.005$，有显著性差异。孙氏[22]采用中药漱口液治疗口腔溃疡 68 例，疗效满意，其中在 68 例中，女 43 例，男 25 例；

年龄最小 12 岁，最大 65 岁，20～40 岁占 58%；单纯口腔溃疡 50 例，口腔溃疡合并牙周炎 6 例，口腔溃疡合并咽炎 12 例；疗程最短 2 天，最长 5 天。导赤散加味：生地 10g，木通 6g，淡竹叶 9g，生甘草 8g，金银花 10g，玄参 10g。将煎服的药液放入口中含漱，尽量把药液在口腔中存留 5～10 分钟，3～4 小时含漱 1 次，每日 1 剂连用 3 天，5 天后无效时改用其他治疗。临床痊愈（口腔灼痛消失，溃疡愈合）58 例，占 85%。好转（口腔灼痛减轻，溃疡基本愈合）10 例，占 15%。总有效率 100%。

王氏[23]用中药治疗复发性口腔溃疡 90 例疗效显著；临床资料：在 170 例病人中，男 67 例，女 103 例；年龄 17～59 岁，平均 38 岁；病程 1 个月～20 年（3 年以上 106 例）；工人 30 例，职员 80 例，学生 25 例，农民 35 例。随机分为治疗组 90 例，对照组 80 例。治疗组：用导赤散合凉膈散加减。黄芪、丹参各 20g，银花、菊花各 12g，蒲公英、生地黄、沙参各 15g，木通、甘草各 3g，竹叶 6g，酒大黄 4.5g，黄芩 6g。热甚、舌红、苔黄者加黄芩至 9～12g，气虚久病者黄芪加至 30g，舌胖苔腻甚者加苡仁 15g。每日 1 剂，水煎服，早晚各 1 次，7 天为一疗程。对照组：外用少量 50% 三氯醋酸、10% 硝酸银涂于溃疡面上，另用维生素 $B_1$20mg、$B_2$10mg、$B_6$20mg 和维生素 C 0.2g 口服，1 天 3 次，7 天为一疗程。治疗组痊愈 60 例，好转 30 例，有效率 100%；对照组痊愈 17 例，好转 30 例，无效 33 例，有效率 58.75%。两组有效率比较有非常显著性差异（$P < 0.01$）。治疗组明显优于对照组。

【病案举例】

1. 冯某，女，54 岁。1998 年 5 月 27 日诊。口腔溃疡反复发作 10 年多，曾经清热解毒治而缓解，但易复发。半年前口疮复发，再用泻热药物治疗，症状未见减轻。后经多种中西药物治疗，亦未取效。近半年来患者感疲乏气短，心烦眠差，诊时诉口干舌燥，手心热，饥不欲食，舌边及口颊见多个溃疡，边较红中淡白，舌尖红少苔，脉细数无力。辨证为气阴两虚，心火偏旺。治当益气养阴、清心降火，处方：黄芪 15g，白术 10g，山药 15g，生地 10g，麦冬 10g，茯神 15g，木通 10g，酸枣仁 15g，竹叶 10g，知母 10g，黄连 3g，甘草 3g。服上方 3 剂后疲乏气短减轻，睡眠好转，口腔溃疡部分愈合，原方去木通，以胡黄连 10g 易黄连，继服 3 剂，口腔溃疡基本痊愈。因食量尚少，舌淡红苔少，脉细弦，再拟益气养阴、健运脾胃以善后，处方：黄芪 15g，太子参 15g，白术 10g，茯苓 15g，山药 15g，扁豆 10g，莲肉 10g，砂仁（后下）6g，荷叶 3g，胡黄连 6g，炙甘草 6g，5 剂药后随访，近 5 个月未复发。

按：本例原为心脾积热，因反复发作多年，又屡服苦寒之剂，热伤气阴，又苦燥伤阴，终成气阴两虚之证。虽气阴两伤，而余热尚存，故近半年发作难愈。其辨证要点除气阴两虚见症外，溃疡面虽色红而不深，中心淡白，表明火热不重而以气阴不足为主。本方以黄芪、白术、山药、生地、麦冬益气养阴，以酸枣仁汤养阴安神，合导赤散加黄连清心降火，导热外出。重用黄芪者，用黄芪有益气生肌托脓之效，取其加速溃疡愈合，防止复发。所谓"常法不效，当从变求之"，但总以审症求因治之。[24]

2. 患者，男，23岁。2001年5月12日初诊。患者以口腔黏膜溃烂肿痛2个月为主诉，曾多处求医，用抗生素、维生素C及B₂等治疗无效，口腔疼痛甚则俱怕进食，苦不堪言，伴大便干结难排，烦躁等症。检查：口腔左颊中部黏膜红肿、糜烂。舌尖及下唇内黏膜各有一淡黄色绿豆样大小溃疡病灶。舌红苔黄腻，脉大有力。诊断为复发性口腔溃疡。治则为清热解毒祛湿通腑。予导赤散合玉女煎加减治疗，以基本方（竹叶、芦根、连翘、丹参各15g，泽泻、生地各12g，石膏20g，知母、麦冬、川牛膝、枳壳各10g，生甘草6g）去麦冬加蒲公英12g，栀子10g，生大黄5g，嘱患者注意不食辛辣燥热之品，多食瓜果蔬菜清淡之味，劳逸结合，情志舒畅。服药3剂，疼痛稍缓，红肿及溃烂减轻，大便通畅。守上方去生大黄再服4剂，肿痛完全消失，溃疡面缩小。以基本方加桔梗、佩兰服1周，口腔溃疡完全愈合，黄腻舌苔消退。后以基本方服药2周，以善其后。停药1个月后，患者因喜食辛辣肥甘而复发口腔溃疡，但病情较轻。嘱其注意饮食，守基本方加减治疗，2周病愈，随访2年未复发。

按：针对其病因病机，将清心泻火之导赤散与清胃养阴之玉女煎合方加减运用，方中石膏、知母、芦根清胃泻火，滋阴生津；连翘、竹叶、泽泻清心利尿，导热从小便出；生地、麦冬养阴清热；枳壳、丹参行气活血；川牛膝通络引血下行能降上逆之火，甘草解毒调和药性。药理研究证实，石膏、知母、芦根、连翘、泽泻、生地、麦冬、牛膝、甘草等药具有抗菌消炎，增强免疫功能作用；石膏、知母、芦根、连翘、牛膝还有解热、镇痛作用；麦冬、甘草有类皮质激素样作用；芦根含有多种维生素；丹参、牛膝有扩张血管，改善微循环的功能。诸药合用，共奏清热养阴生肌之功，是治疗复发性口腔溃疡的有效方药。[1]

3. 肖某，女。52岁，2005年11月5日初诊。主述"口舌溃疡1年余"。症见：舌尖部有一直径约8mm的溃疡，疼痛剧烈，牙龈及口唇、口腔内亦散在多个小溃疡，直径约在 2～4mm 之间，皆中央凹陷、色黄白，周围黏膜色鲜红。晨起口干，口有异味，渴喜冷饮，长期便秘，午后手心热。舌鲜红苔黄厚，脉沉细滑数。已绝经。处方：生地黄 20g，玄参 20g，麦冬 15g，石膏 30g，知母 15g，黄连 10g，淡竹叶 10g，地骨皮 15g，藿香 15g，佩兰 15g，薏苡仁 30g，牡丹皮 15g，赤芍 15g，川木通 10g，露蜂房 10g，蔓荆子 20g。共 3 剂，2 天 1 剂，每天分 3 次口服。

2005 年 11 月 12 日二诊。症见：舌尖溃疡面有所减小，直径约 5mm，原有口腔溃疡消失，但下唇内有一约 2mm 的新发溃疡点。疼痛有所减轻，晨起仍口干，但口腔异味减轻。舌鲜红苔薄黄，脉细滑数。处方：女贞子 20g，生地黄 20g，玄参 20g，麦冬 15g，石膏 30g，知母 15g，黄连 10g，淡竹叶 10g，地骨皮 15g，藿香 15g，佩兰 15g，大青叶 15g，川木通 10g，露蜂房 10g，白花蛇舌草 30g，半枝莲 30g。共 3 剂，服法同前。

2005 年 11 月 19 日三诊。症见：口腔溃疡消失，并无新发，舌尖溃疡消失仅为痕迹，舌根尚有一直径约 1mm 的小溃疡，疼痛轻微，余症全消。舌红苔黄，脉细弦。处方：生地黄 30g，玄参 30g，麦冬 15g，石膏 30g，知母 15g，黄连 10g，淡竹叶 10g，地骨皮 15g，藿香 15g，佩兰 15g，赤芍 15g，牡丹皮 15g，川木通 10g，露蜂房 10g，白花蛇舌草 30g，半枝莲 30g。共 3 剂，服法同前。

半年后患者陪同朋友前来就诊时自诉，服完最后 3 剂后，溃疡及诸症全消，至今再无新发。[25]

第二节　舌痛

舌痛是指舌灼痛、发麻等一组综合征，又叫"舌灼痛症"，又称"舌微血管炎"。引起舌痛的病因很多，大体可以分为局部性因素和全身因素，还有少部分人是心理因素的作用。一般来说，能查出病因的舌痛的治疗比较容易，当祛除病因后，舌痛也会随之消失。

【病案举例】

1. 雷某，女，45 岁。1996 年 7 月 10 日初诊。患者舌尖灼痛 2 周，服用西药治疗罔效，舌痛日甚，进食困难，心烦口苦，小便短赤，故来求诊。察舌质红，舌尖起红刺，苔黄，脉数。证属心火上炎，治宜清心泻火，投以导赤散加味：生地 20g、木通 9g、竹叶 9g、甘草 6g、黄连 6g、栀子 9g、丹皮 12g、玄参 12g、麦冬 15g。日 1 剂，水煎服。1 剂尽，舌痛大减，连服 3 剂，诸症悉除。

按：舌乃心之苗，手少阴之经通于舌。本案系心火炽盛，循经上炎，攻于舌络，故致舌尖灼痛。给予导赤散加黄连、栀子、丹皮、玄参、麦冬以清心泻火，使心火得清而不上炎。故舌痛得愈。[26]

2. 毛某，女，61岁，1992年10月16日初诊。舌体灼热疼痛3个月，伴食欲亢进、失眠、尿量多，面萎黄、舌淡胖大无裂纹，舌下脉络未见迂曲，苔黄腻，脉弦数有力。曾查血常规、尿常规、血糖，均在正常范围内。此证为心胃火盛所致，予清胃散合导赤散加减：木通6g、生地30g、竹叶10g、甘草6g、丹皮9g、黄连10g、升麻15g、地骨皮10g，水煎服，日1剂。服用6剂后来诊，舌痛大减，失眠与舌苔均有改善。上方加石斛20g以防苦寒伤阳耗阴，继用6剂而愈。

按：舌为心之苗，心气通于舌，足阳明胃经连舌本络唇口，因此在生理病理上舌与心胃关系密切。心胃火盛，上逆舌络，发为舌痛，治用苦寒直折之品，釜底抽薪，心胃火除，则舌痛灼热自止。[27]

第三节　紫胀舌

舌体肿胀，色紫干燥，中医称为紫胀舌。其病机为心火炽盛，气血壅滞。系指舌紫肿胀，疼痛强硬不语，心中烦闷的病证。《医宗金鉴》卷六十六："紫色胀属心经火，热甚血雍肿硬疼，舌肿满口宜针刺，血色紫重色红轻"。本病的主要病因是风毒邪热搏于血气，故治宜清心凉血，消肿解毒。

【病案举例】

1. 男，55岁，主诉：舌体紫胀疼痛10天。患者素嗜吸烟，口干舌燥，10天前因与人争吵后舌体肿胀，色紫，疼痛，口内不能容纳，就诊某医院予肌内注射青霉素，口服天麻丸，喷敷西瓜霜等治疗，效不佳。诊见：舌质紫暗，舌体肿胀，舌尖伸出齿外1cm，活动不灵，舌面干燥，边有齿痕，舌体灼痛，舌体无结节，苔黄；张口自如，发音含糊，口干口渴，心烦易怒，小便短赤，大便平素干燥，至今3日未行，脉弦数。辨证为心经火盛，气血壅滞之紫舌胀。治以清心凉血，通腑泻热。方用导赤散加味：生地黄20g，木通6g，生大黄6g（后下），黄连10g，生石膏20g（打碎先煎），栀子10g，玄参10g，生甘草6g。2剂，早晚各1剂顿服。

二诊：舌尖能缩回齿内，边尖变软，运动较前灵活，仍微痛，舌质紫暗，苔黄，脉弦；口干口渴减轻，小便自利，色黄，排稀便2次。效不更方，2剂，日1剂，早晚分服。

三诊：舌体大小、色泽基本如常，运动灵活，无疼痛，苔薄白，脉微弦，二便正常。上方去大黄、石膏，加麦冬10g，3剂。药后诸症悉除，且口干便秘亦较前减轻。随访1年未复发。

按：本患者素嗜吸烟，蕴热于上，加之惊怒扰心，五志化火；舌为心之苗，火性炎上，首先犯之，邪热熏蒸，气血壅滞，则为本病。治宜清心凉血，兼以通腑泻热。方中以导赤散为君，清心泻火，使邪热从小肠而出；辅以石膏、黄连、栀子、大黄为臣，苦寒泻热，使邪热从大肠而出，正如《删补名医方论》所说："心经实热，须加黄连、竹叶，甚者更加大黄，亦釜底抽薪之法也。"邪热灼阴，加之药性苦寒，再耗其阴，故重用生地黄，并加玄参、麦冬养阴，使祛邪不伤正，是为佐药。诸药合用，泻中有补，清中有滋，故获良效。[28]

2. 薛某某，女，50岁，1977年8月6日初诊。患者昨晚自觉舌灼热而胀，烦躁而不得眠，舌灼热难忍。就诊时患者以手掩护其舌。视舌体胀出口外3厘米，色赤绛，口水滴沥，舌体活动尚好，强令缩回口内，答话时含糊不清。患者素性急躁易怒，近月余失眠较著，乃属心火炽盛"舌胀证"。处方：生地30g，木通10g，竹叶10g，甘草8g。2剂分4次，一昼夜服完。翌日家人来述，舌已缩回口内，但仍有灼热心烦之感，原方加麦冬15g，2剂而安。[29]

按：心火炽盛之口疮，临床多见；而因心火炽盛之舌体肿胀至口中不能容纳，确属少见。在外感热病或内伤杂病的过程中，虽然也有"舌胀"之兼证，但其证不若单纯"舌胀"之甚，经处理多随原发病的治愈而愈。《辨舌指南》云："舌赤胀满而不得息，心经热甚而血壅……红舌胀出口外不括者热毒称心也"。并指出，以三黄泻心汤主之。该患者因心阴虚心火炽盛，故以导赤散加减治疗而愈。

第四节 重舌

重舌又名子舌、重舌风、莲花舌。症见舌下血脉肿胀，状似舌下又生小舌，或红或紫，或连贯而生，状如莲花，饮食难下，言语不清，口流清涎，日久溃腐。多由心脾湿热，复感风邪，邪气相搏，循经上结于舌而成。初起宜急泄心脾之热。不能发音者，宜先通关开窍。出血者用炒蒲黄末吹之。外用三棱针刺金津、玉液两穴出血，用淡盐汤漱口，吹冰硼散。

【病案举例】

赵某，男，34岁，1989年1月5日就诊。舌下生一肿物9天，初时无痛，只觉口腔不适而后肿物渐大，致口舌疼痛，面肿流涎，饮食困难，说话不清，夜间难眠，终日以手捂面，痛苦呻吟。人见之，皆以牙痛询之。在当地医院用青霉素等药物治疗1周，未见效果，故请中医治疗。症见面肿唇红，舌下生一小舌，长约 2.5cm，红赤肿胀，触之疼痛，口渴，苔黄脉数。中医诊为重舌，辨证为心火上炎。治法：清心泻火，方用导赤散合黄连解毒汤加减：生地 15g，竹叶 10g，木通 15g，黄芩 10g，黄连 5g，连翘 12g，栀子 10g，荆芥 10g，薄荷 10g，牛膝 9g，甘草 8g。水煎服，日 1 剂。1 月 7 日复诊，上方服用 2 剂后，面部肿消大半，疼痛减轻，舌下肿物缩小，纳寐好转，精神转佳，效不更法，守上方治疗 3 剂。1 月 10 日就诊，舌下肿物消失，诸症悉除，病人痊愈。

按：重舌一证，为心经积热，上攻于舌本，结肿于舌下而成。导赤散合黄连解毒汤一方，功能清心泻火解毒，引导心经火热下行，使火热之邪能有去路，舌之肿胀得以消除，故能收到良好效果。[30]

第五节　慢性舌炎

舌炎是泛指舌部的慢性、非特异性炎症。以舌面成片地发红及光滑为特征。

舌炎表现为流涎、采食困难、咀嚼困难、口内恶臭吞咽异常，舌黏膜红肿、疼痛，有时形成溃疡或舌麻痹，收集唾液或刮取舌黏膜可检查原虫。

初起时，舌面有数片红色涂釉似的光滑小斑点，或是舌面大部分似牛肉样，紫红色，平滑。在这些损害或正常舌面上常伴发浅表性溃疡或复发性滤泡性口炎。本病好发于舌前部，特别是舌尖及舌缘，舌前半部尤其明显。病程迁延，缓解与加重交替出现。伴有萎缩的舌炎常是危重疾病的一个显著症状，亦可是临终的表现。

【病案举例】

王某，男，30 岁，2005 年 2 月 15 日初诊。舌体疼痛 1 年余，遇麻、辣、酸等食物刺激疼痛加剧，心烦失眠，口干口臭，大便秘结，小便短赤，舌质红、边尖糜烂、呈沟纹裂，舌苔少，脉细数。证属心火炽盛，下移于小肠。治以清心热，利小便，佐以解毒凉血养阴，方用导赤散加味。生地、石膏、知母、麦冬各 15g，银花、蒲公英、车前草各 20g，木通、丹皮、竹叶各 10g，生甘草、黄连各 5g，每日 1 剂，水煎服，1 日 3 次，服药时将药汁于口腔内含 3～5 分钟再吞下。治疗 1 周后，诸症大减，原方去黄连、石膏加太子参，再服 10 剂痊愈。

按：为心火炽盛兼血热，故用导赤散加黄连、黄芩、蒲公英、银花、石膏、车前草清热解毒，丹皮、麦冬、知母凉血养阴，症减后去石膏、黄连以免久服伤津，加太子参益气顾阴，并将药汁含口中 3～5 分钟以使药力直达病所，收效快捷。[31]

第六节　牙周炎

牙周炎病变的范围广泛，可累及牙齿支持组织，包括牙龈、牙周膜、牙骨质和牙槽骨等。临床表现为牙龈的萎缩，牙根暴露，牙齿松动，渗出血液或脓液等为特征。其发病因素可能与局部炎症，营养不良等有关。是发生在牙齿支持组织的一种慢性、破坏性疾病。

牙周炎属中医的牙宣、齿衄、齿挺等范围。中医认为该病有胃火上蒸、精气亏虚、气血不足等原因引起。病变脏腑主要在胃、大肠、肾等。该病的西医治疗效果不佳，其中医、中西医结合治疗具有明显的特色。

【临床应用】

陈氏[32]用玉女煎合导赤散加味治疗牙周炎20例，疗效尚属满意；牙周炎20例，其中女性13例，男性7例，女性发病高于男性。处方：生地15g，生石膏30g，麦冬12g，知母12g，牛膝15g，丹皮10g，木通12g，甘草7g。随症加减：胃肠热盛者加生大黄5～10g，心火亢盛者加黄连10g，淡竹叶15g，牙痛者加玄胡索15g、细辛2g。服法：水煎服，每日1剂，每日3次。7天为一疗程。治疗结果牙周炎20例，显效11例，占55％，有效7例，占35％，无效2例，占10％，总有效率90％。

第七节　放射性口腔溃疡

放射性口腔黏膜反应，临床表现为口腔黏膜充血糜烂，溃疡形成及口腔疼痛，口干喜冷饮。反应严重，往往需要暂停放疗，以致影响放疗效果。

【临床应用】

放射性口腔黏膜反应是头颈部放疗最常见的急性不良反应。林氏[33]应用自拟加味导赤散治疗此症，疗效满意。48例患者均为鼻咽癌，在钴60放疗中出现口腔黏膜反应。其中男31例，女17例；年龄23～70岁。治疗方药：加味导赤散组成，药用：生地20g，木通、竹叶、银花、菊花各15g，黄芩10g，沙参、玄参各15g，甘草5g。口腔疼痛剧烈加丹参、赤芍各10g；食欲差加神曲、麦芽各15g；口干甚加芦根20g。每日1剂，水煎服。显效服药1～2天后，口腔疼痛缓解，溃疡1周内愈合40例；有效服药1～2天后，口腔疼痛减轻，溃疡10天内愈合8例。全部病例经治疗均有效。

陶氏等[34]在门诊用中药加味导赤散治疗放射性口腔溃疡82例，疗效满意。治疗组82例，女20例，男62例；年龄20～64岁，平均年龄48岁。对照组75例，女15例，男60例；年龄22～62岁，平均年龄46岁。两组病例均获得了病理诊断。治疗组：单纯用中药加味导赤散为基本方：银花、连翘、黄芩、桔梗、牛蒡子、玄参、生地、竹叶各10g，木通12g，薄荷、甘草各5g，黄连3g。每日1剂，水煎服，日2次。在基本方的基础上随证加减，伴阴虚火旺、口干喜饮、舌红无苔、脉细数者，加沙参、麦冬各10g，花粉15g，女贞子12g，去玄参、黄连、黄芩；兼大便秘结、小便短赤、苔黄燥、舌红、脉弦紧者，加枳实10g，生大黄5g（后下），夏枯草15g。对照组：静脉滴注抗生素克林霉素0.6g，日1次；口服复合维生素B，每次1片，日3次；用朵贝液漱口，日3次。不能进食者，予以静脉补液。二组均治10天统计疗效。结果：治疗组共82例中，痊愈25例，有效44例，无效13例，总有效率85.4%。对照组中共75例，痊愈16例，有效28例，无效31例，总有效率58.6%。经统计学处理，两组总有效率和连续放疗结束的人数差异很大，有非常显著性意义，$P < 0.01$。治疗组明显优于对照组。

第八节　口干综合征

口干综合征，又称为米古利兹病、舍格林综合征。唾液腺的自身免疫性疾病。淋巴细胞浸润并取代腺泡。临床表现：口干、眼干、唾液腺肿大、关节病等。涎腺造影、同位素扫描、活检病理检查有诊断价值。常见于干燥综合征。

口干综合征尚无根治方法，可用中、西药对症治疗，改善唾液分泌。治疗上，生活规律，心情舒畅，增强自身抗病能力。

【病案举例】

张某，女，45岁，职员，1990年3月2日初诊。诉口干，唾液减少呈泡沫状，口内牙多数龋坏，口角皲裂，右腮腺肿大，测抗"O"增高血沉加快。就诊时症见舌痛、舌质红而干，舌裂纹无光泽，并有心烦失眠，口渴难忍，小便涩痛，脉数。综观脉症，证属心火上炎，治宜清心泻火，方用黄连解毒汤和导赤散加减：黄连8g，黄芩9g，黄柏12g，栀子12g，生草9g，木通6g，淡竹叶10g，水煎服，每日1剂，分2次服。服药1周诸症减轻，4周后，诸症消失，口腔内有唾液，黏膜有光泽。随访2年未见复发。[35]

参考文献

[1] 桂裕江. 导赤散合玉女煎加减治疗口腔溃疡 36 例. 中国中西医结合消化杂志, 2004, 12 (4): 237.

[2] 文贤军. 导赤散化裁治疗复发性口腔溃疡 32 例. 中医研究 1998, 11 (6): 35

[3] 车红侠, 王国庆. 导赤散加减治疗复发性口腔溃疡 40 例. 现代中医药, 2007, 27 (2): 13 – 14.

[4] 王正科. 导赤散加减治疗口腔溃疡 62 例. 湖南中医杂志, 2006, 22 (2): 56.

[5] 胡新华, 朱慧玲, 于月秀. 导赤散加减治疗心火上炎型复发性口腔溃疡 30 例. 新疆中医药, 2007, 25 (5): 43.

[6] 李文友, 宋丽芳, 吕晓红, 等. 导赤散加味治疗复发性阿弗他性口腔溃疡 500 例临床疗效观察. 宁夏医学杂志, 2005, 27 (7): 486.

[7] 刘现河. 李文杰. 刘方. 导赤散加味治疗复发性口腔溃疡 80 例. 口腔医学, 2003, 23 (5): 278.

[8] 杨磊, 艾民, 杨亚东. 导赤散加味治疗口腔溃疡 30 例. 长春大学学报, 2003, 13 (3): 14 – 15.

[9] 开雁. 导赤散加味治疗心脾积热型口疮 54 例. 中国中医药信息杂志, 2003, 10 (5): 50.

[10] 王爱坚. 导赤散合白虎汤加减治疗顽固性复发性口疮 16 例. 新中医, 1994, 26 (1): 31.

[11] 任冬梅, 范存娜. 导赤散治疗复发性口腔溃疡 38 例. 黑龙江中医药, 2006, 5: 29 – 30.

[12] 旦开蓉, 钟红卫. 甘露饮合导赤散治疗复发性口腔溃疡 44 例. 浙江中医杂志, 2006, 41 (6): 548.

[13] 袁慧敏, 苏松林. 加味导赤散治疗口腔溃疡 50 例. 福建中医药, 1998, 29 (4): 45.

[14] 江万松. 内外合治口疮 74 例. 安徽中医临床杂志, 2002, 14 (1): 79.

[15] 方清文. 清胃导赤散治疗复发性口腔溃疡 47 例. 浙江中医杂志, 2008, 34 (4): 211.

[16] 霍涌波. 四物汤合导赤散加味治疗复发性口腔溃疡 30 例. 现代中西医结合杂志, 2006, 15 (18): 2534 ~ 2535.

[17] 王芳. 泻黄导赤汤治疗口疮 120 例. 中国民间疗法, 1998, 2: 47.

[18] 满仓位, 王治中. 泻黄散合导赤散治疗复发性口疮 31 例. 甘肃中医, 1998, 11 (3): 20.

[19] 刘海英. 泻南补北法治疗复发性口腔溃疡 34 例. 安徽中医临床杂志, 2002, 14 (4): 162.

[20] 陈国信. 玉女煎合导赤散加味治疗口腔疾病临床小结. 贵阳中医学院学报,

1996，18（4）：18－19.

[21] 蔡伯华. 中西医结合与对照治疗口腔溃疡212例. 中国民间疗法，1996，6：11.

[22] 孙夫侠. 中药漱口液治疗口腔溃疡68例观察. 实用中医药杂志，1996，4：4.

[23] 王金树. 中药治疗复发性口腔溃疡90例. 实用中医药杂志，2005，21（11）：657.

[24] 曾琳. 龙瑞敏教授对复发性口腔溃疡的治验举隅. 贵阳中医学院学报，1999，21（1）：13－14.

[25] 王多宁. 张新渝教授治疗复发性口疮经验. 河南中医，2008，28（6）：23.

[26] 梁色兰. 导赤散治验举隅. 右江民族医学院学报，2001，23（04）：654.

[27] 刘乃元. 舌痛. 山东中医杂志，1994，13（10）：462.

[28] 李卉，高建玲，李存玉. 紫胀舌. 山东中医杂志，2002，21（6）：368.

[29] 王辅民. 导赤散治验四则. 山东医药，1979，05：47－48.

[30] 杨迪轶. 重舌治验. 实用中医内科杂志，1997，11（2）：44.

[31] 唐承栋，李寿彭. 李寿彭应用加味导赤散临床经验. 实用中医药杂志，2006，22（1）：33.

[32] 陈国信. 玉女煎合导赤散加味治疗口腔疾病临床小结. 贵阳中医学院学报，1996，18（4）：18－19.

[33] 林清. 加味导赤散治疗放射性口腔黏膜反应48例. 辽宁中医杂志，1996，23（9）：415.

[34] 陶炼，张悦红. 加味导赤散治疗放射性口腔溃疡82例. 四川中医，2000，18（3）.

[35] 李亚维. 口干综合征辨治体会. 湖北中医杂志. 1993，15（4）：31.

第七章

耳鼻喉科疾病

第一节　耳科疾病

神经性耳鸣

耳鸣为听觉的紊乱现象，是指患者自觉耳内或颅内有响声，但是外部并没有相应的声源存在。耳鸣是临床上极为常见的症状，发病率较高，并随年龄增加而增加。

耳鸣的原因很多，常为某些疾病的伴随症状。耳鸣一般分为中枢性耳鸣和周围性耳鸣两大类。中枢性耳鸣临床表现为持续性高频耳鸣，常伴有听力下降，周围性耳鸣多有间歇性的低频耳鸣。因此，耳鸣是一种常见的临床症状，只有查明耳鸣的性质，有的放矢才能取得满意的疗效。

耳鸣属于中医的"耳鸣"或"聊秋"范围，耳鸣因自觉耳内有声，所以常常妨碍听觉，故耳鸣与耳聋两者往往同时存在。《杂病源流犀烛》更明确指出："耳鸣者，聋之渐也，惟气闭而聋者，则不鸣，其余诸般耳鸣，未有不先鸣者。"所以耳鸣的病机往往和耳聋的一致，因此可参考耳鸣的进行治疗。

【临床应用】

韩氏[1]等在辨证分型治疗神经性耳鸣 60 例中，心火上炎型共 10 例，全部病例均行耳科常规检查及纯音测听检查，排除中耳及肿瘤疾患所致耳鸣，诊断明确。符合《耳鼻咽喉科诊断学》神经性耳鸣的诊断标准。心火上炎型：临床上常可见到耳鸣伴有比较明显的心火上炎的症状，心烦、急躁、失眠，口舌生疮，舌尖红，脉细数。在青年人中多见，一部分老年人也可发生。此为肝肾不足，水不济火，心火上炎，扰乱清窍所致。治疗上以清心火为主，兼以滋补肾阴，方选导赤散加减。常用生地、黄芩各 12g，黄连、淡竹叶、木通各 9g，灯心草 3g，菟丝子、麦冬、覆盆子、酸枣仁各 12g。水煎服，每日 1 剂。结果在 10 例的患者中，治愈 2 例，有效 8 例，有效率为 100%。

【病案举例】

林某，女，40岁，1999年3月24日初诊。右耳持续性耳鸣已半个月，音调高，音量大，在疲劳后及情绪波动时加重，伴有头痛失眠、心烦尿黄等症状。曾服用营养神经及镇静安神药物治疗，效果不佳。诊见患者舌质红苔薄，脉细。诊断为耳鸣，属心经火盛，循经上犯耳窍。治以清心泻火养营法，用导赤散加味。处方：生地20g，淡竹叶20g，木通10g，灯心草10g，白茅根15g，柏子仁20g，丹参15g，当归15g，甘草10g。每日1剂，水煎服。6剂后耳鸣明显减轻，呈间歇性，仅在入睡时出现，其他诸症消失。继予上方去木通、灯心草、白茅根，加赤芍15g，川芎10g，再服7剂后耳鸣消失。半年后随访未见复发。[2]

按：肾开窍于耳，心寄窍于耳，手少阴之脉络耳中。肾属水，心属火，心肾相交，水火相济则耳聪。若心肾不交，心火上扰于耳则可发生耳鸣。本案则属心火上犯耳窍之证。导赤散清心泻火；丹参、白茅根凉血清心；灯心草清心泻火；柏子仁、当归养血安神。患者二诊时火势已降，故去木通、灯心草、白茅根，加赤芍、川芎补血养心安神。

第二节　鼻科疾病

一、鼻出血

鼻出血是鼻科较为常见的急症之一，其本身非一种独立的疾病，而是鼻部疾病或全身疾病表现的一种伴随症状；偶有因鼻腔临近病变出血经鼻腔流出者。

鼻出血临床上以突然或反复鼻中间歇性或持续性出血，量多或少，可单侧或双侧鼻腔同时出血等为特点。有局部病变或全身性疾病所引起的鼻出血，往往同时伴有其他局部或全身的症状与体征。因此在实际的临床中，鼻出血的诊治一定要查明病因，除要对症处理外，还要病因治疗。

鼻出血可见于任何年龄和鼻部的任何部位，但是婴幼儿相对少见。特发性鼻出血（又称反复性鼻出血或顽固性鼻出血）以小儿和青壮年患者多见，主要是鼻中隔前下部（又称利特尔区）出血；50岁以上老年患者以鼻腔后部出血多见，常为心血管系统疾病、高血压、动脉硬化等所引起，常常不容易控制。

本病属于中医的"鼻衄"的范围，其病因病机《灵枢·百病始生》篇曰："阳络伤则血外溢，血外溢则鼻衄。"

【病案举例】

1. 黄某，女，12岁，1998年6月初诊。左鼻腔反复出血1年半，加剧半个月，有时擤鼻及低头拾物时鼻孔即有滴血，伴口干尿黄，肤热掌灼。检查见左立特区血管扩张，黏膜糜烂，上盖以痂皮，苔薄黄，舌边尖红，脉细数。血小板计数及凝血时间等均无异常。诊断为鼻衄，证属心火亢盛，伤及鼻络。治以清心泻火，凉血止血之法，方用导赤散加味。处方：生地20g，木通10g，淡竹叶15g，白茅根15g，牡丹皮20g，赤芍15g，侧柏叶15g，黄芩15g，甘草10g。每日1剂，水煎服。7剂后衄血已止，鼻腔检查仅见立特区轻度充血，舌有薄苔，脉细。改用养阴凉血之法，处方：阿胶15g，百合15g，生地15g，黄精15g，侧柏叶15g，白茅根15g，当归15g，赤芍15g，甘草10g。每日1剂，水煎服。7剂后全愈，随访1年未复发。[2]

按：本案属心火上炎，伤及鼻络，迫血妄行之证。导赤散清心降火；白茅根凉血清心；牡丹皮、赤芍、侧柏叶凉血止血；黄芩苦寒，清上焦之热。二诊时火势已降，因火盛易伤阴，故热消火降之时，当予养阴，改用养阴凉血法。

2. 李某，女，12岁，2005年4月5日诊。因食火锅后鼻出血3天，量约50ml，经五官科行鼻腔堵塞止血无效。口渴，纳减，大便2日未解，舌质红苔薄黄，脉滑。诊为鼻衄。辨为肺热炽盛，迫血妄行。治以清热泻火，凉血止血。药用生地、仙鹤草各25g，生甘草梢、大黄（泡服）各5g，木通、竹叶、赤芍、藕节、茜草根各15g，黄芩、丹皮各10g，水牛角（先煎30分钟）30g，水煎服。服药1剂后大便解，原方减大黄再服2剂后血止。遂以前方减水牛角、仙鹤草、茜草根、黄芩等清热凉血之品，加白术、茯苓各12g，山楂、麦芽各20g，神曲15g以善后。

按：心属火，为"君主之官"。五脏六腑之火，诸经之热，皆应于心，如《医宗金鉴》云："赤色属心，导赤者，导心经之热从小便而去……"亦即导赤散通过泻心经之热而达五脏六腑之热具清之目的。[3]

3. 患者，男，41岁，因鼻梁中部反复感染于1997年6月来我科就诊。患者1年来无明显诱因鼻梁中部反复感染，本次复发已10余天，经消炎，对症治疗症状改善不明显。诊时见局部红肿，中心部溃烂，有脓性分泌物，伴有疼痛，心烦不安，口舌生疮，舌质红，尖部为甚，脉数。证属心经蕴热，给予清心泻热，导赤散加减治疗。生地20g、木通10g、生草10g、竹叶6g、赤芍10g、丹皮10g、黄连6g、旱莲草15g，每日1剂水煎早晚分2次口服。5剂后复诊，疼痛减轻，红肿消退，口疮愈合。效不更方。上方去苦寒之黄连，木通减量为6g，继服10剂，诸症悉除，溃面愈合，至今未再复发。[4]

按： 鼻梁中部反复感染较为少见。此处肌肉不丰富，血液循环差，反复感染，治疗较难，且易形成溃疡，鼻梁中部属面针心穴的部位，心经有热，心烦不安，心火上炎，蕴而久之，鼻梁红肿溃烂，口舌生疮。辨证准确方用导赤散加减治疗。采用生地为主，清热凉血养阴，木通、竹叶清心降火而利尿，引热从小便而出，加赤芍、丹皮、黄连、旱莲草增强清热之功，生甘草清热泻火，又能调和诸药。全方共奏清心泻火利尿，使心经蕴热自除。通过本证的治疗，更进一步体现了辨证施治，治病求本的精深奥妙。

二、鼻咽癌

鼻咽癌是指发生于鼻咽部的恶性肿瘤。临床上以鼻塞、鼻衄、耳鸣、耳堵塞感、头疼、颈淋巴结肿大等为主要特征。

鼻咽癌属于中医学的"失荣"的范畴，由于鼻咽癌病变部位较为隐蔽，古代缺乏必要的器械检查，因此在古代没有专门的论述，但是古代医著在"失荣"、"石上疽"、"瘰疬"、"真头痛"等病症中有类似鼻咽癌常见症状的论述。中医学认为鼻咽癌的发生于人体内外各种致病因素有关。每因正气虚弱，脏腑功能失调，邪毒就回乘虚而入，逐渐结聚成癌。

【临床应用】

张氏[5]观察导赤散加味合并放射疗法治疗鼻咽癌的近期疗效。方法是将 80 例鼻咽癌患者随机分为治疗组和对照组。两组放疗方法相同，治疗组于放疗同时给予中药导赤散加味煎服。基本方：生地 15g，木通 6g，淡竹叶 10g，柴胡 12g，麦冬 15g，玄参 15g，芦根 15g，蒲公英 30g，白花蛇舌草 20g，当归 12g，川芎 10g，生甘草 3g。并随症加减：鼻塞严重者，加苍耳子、辛夷花；咽痛明显者加赤芍、射干；口干明显者加太子参、天花粉。水煎服，每日 1 剂，连续用药至放疗结束。两组给予同样西药对症支持处理，并予口泰漱口液漱口，4 次/天。结果：治疗组局部肿瘤消退时放疗剂量显著低于对照组（$P < 0.05$）；治疗结束时鼻咽部及颈部肿瘤全消率，治疗组明显高于对照组（$P < 0.05$）。急性放射反应以及不良反应中，治疗组较对照组明显降低咽黏膜反应（$P < 0.05$），而对白细胞下降和胃肠反应改善与对照组比较无显著差异。结论是中药配合放疗可提高鼻咽癌近期疗效，减轻急性放射反应。

第三节　咽喉科疾病

一、慢性咽炎

慢性咽炎为咽部黏膜、黏膜下及淋巴组织的弥漫性慢性炎症，常为上呼吸道慢性炎症的一部分。具有病程长，症状顽固，不易治愈等特点。临床表现主要有：咽部不适、异物感、发痒、灼热、干燥、微痛等。根据其病理特点慢性咽炎可分为单纯性、肥厚性、干燥或萎缩性咽炎三类。

本病属于中医"喉痹"范畴，其多有肺、脾、肾三脏的亏虚或失调所致，而诱发则责之于理化因素为多。

【病案举例】

张某，男，65岁，1998年8月初诊。咽部疼痛，讲话时加重已1年半，伴咽干喜饮，常常清嗓。检查见咽峡及咽后壁小血管扩张网布，舌有薄苔，中央剥脱，脉弦细。诊断为慢性咽炎，证属心阴暗耗，心火上炎。治以清心益心之法，方用导赤散加减。处方：生地20g，淡竹叶20g，灯心草9g，连翘15g，玄参20g，麦冬15g，白茅根15g，柏子仁15g，甘草9g。每日1剂，水煎服。服药7剂后咽痛仅在讲话时出现，咽部仍有干燥感，咽峡及咽后壁黏膜轻度充血，舌有薄苔，中央剥脱已除，脉平。继上方去灯心草、连翘，加桔梗15g，芦根30g，知母15g，再服10剂后诸症消失而愈。随访1年未见复发。[2]

按：慢性咽炎相当于中医虚火喉痹，好发于讲话多、喜好烟酒及喜食辛辣者。临床多从肺肾阴虚，虚火上炎论治。本案属心阴暗耗，心火上扰咽喉。导赤散清心泻火；灯心草、白茅根、柏子仁清心养心；连翘清热利咽；麦冬、玄参滋阴养液。二诊时火势已降，去灯心草、连翘，加桔梗、芦根、知母以增强生津利咽之力。

二、急性扁桃体炎

急性扁桃体炎是腭扁桃体的急性非特异性炎症，常伴有一定程度的咽黏膜及其他咽淋巴结组织的炎症，但是还是以腭扁桃体的炎症为主，以咽部剧烈痛疼、吞咽困难以及发热、头疼、四肢酸痛等全身症状为主要的临床表现。以其病理变化和临床表现可以分为急性充血性扁桃体炎（又称卡他性或单纯性扁桃体炎）和急性化脓性扁桃体炎。本病是咽部的一种常见病和多发病，本病好发于10~30岁青少年和青壮年，老年人比较少见，发病季节多在春秋，气温变化大的季节多发。

急性扁桃体炎属于中医的"风热乳蛾"的范畴，辨证分型主要有：风热外袭，肺经有热和邪热传里，肺胃热盛。疏风散热、清热解毒为其常有的治法。

【病案举例】

赵某，女，22岁，售票员，病历号264107，1988年5月10日初诊。患者发烧咽痛，伴尿频尿急尿痛四天。在外院肌内注射青霉素，口服螺旋霉素，诸症未缓解来急诊。查体：患者热病容，精神差，体温39.3℃，咽红，右侧扁桃体Ⅱ度肿大，上覆有大片白色脓性分泌物，右颌下淋巴结如蚕豆大，触痛明显，双肾区叩击痛（＋）。舌红，苔薄黄腻，脉弦数。白细胞$14.5 \times 10^9/L$，中性粒细胞比值81％，淋巴细胞比值16％，嗜酸性粒细胞比值3％。尿常规蛋白（－），白细胞2~5，红细胞1~2，上皮细胞3~5。证属风热乳蛾，挟膀胱湿热。治宜疏风清热解毒，佐以利尿通淋。方用银翘散合导赤散加减：银花15g，连翘12g，桔梗10g，荆芥穗16g，牛蒡子10g，生甘草梢10g，淡竹叶12g，木通6g，黄芩12g，黄连6g，黄柏10g，泽泻12g，熟大黄后下6g。日2剂，分次频服。药后汗出，6小时后体温38℃。11日晨解黄稀便1次，下午患者感觉咽喉痛减轻，尿频尿急尿痛症状明显减轻，仍感恶心干噫，夜间又解2次黄稀便，体温36℃。12日原方去熟大黄服1剂。13日患者尿频尿急尿痛症状消失，双肾区叩击痛（－），咽稍痛，咽部微红充血，右扁桃体Ⅰ度肿大，上面仍有少量点状脓性分泌物。舌质红，苔薄黄中部稍腻，脉滑数。患者仍感胃脘部不适，于前方调整药味：银花12g，连翘12g，黄芩10g，桔梗10g，马勃10g，玄参15g，生甘草10g，淡竹叶10g，木通6g，茯苓15g，蔻仁6g。2剂后，患者咽痛消失，无恶心及胃脘部不适。查体咽微红，右扁桃体Ⅰ度肿大，无脓性分泌物，右颌下淋巴结未及，余未见阳性体征，血、尿、便常规均正常。[6]

三、扁桃体周围脓肿

扁桃体周围脓肿为扁桃体周围间隙内所发生的化脓性炎症。早期发生的蜂窝织炎称为扁桃体周围炎；稍后因炎症进一步发展可形成脓肿。本病多发生于青壮年，老人及儿童少见，男女无明显差异，夏秋季节发病较多。西医在治疗上，使用足量的抗生素控制感染乃是第一原则；脓肿形成后穿刺或切开排脓很重要，能迅速减轻病症，加速痊愈；脓肿消退后，宜切除扁桃体，以防复发。

扁桃体周围脓肿属于中医的"喉痈"范围，由于该病发生于中医所称的喉关部位，故又称为"喉关痈"或"旗关痈"。中医学认为扁桃体周围脓肿多由肺胃素有积热，又有风热毒邪侵袭；或因过食辛辣之品；或因风热乳蛾之热毒壅盛，侵犯喉核周围所致。本病初期多为外邪侵袭，热毒搏结；继而热毒困结，肉腐酿脓；后期多痈溃脓出，热毒外泄而愈；亦有热入营血者。

【病案举例】

黄某，女，83岁，退休职工。1985年8月10日来诊。自诉3天前上腭部突然发现一蚕豆大小红肿块，伴有疼痛灼热，次日迅速增大如鸡蛋样大小，言语困难，饮食不下。遂至某医院口腔科治疗，经用银针穿刺，流出少许脓液，又服四环素之类，然红肿不消，疼痛更甚，邀余诊治。检查：上腭部发炎红肿如鸡蛋大小，表面光滑，按之质软疼痛，并有灼热感，口张不能闭合，流口水，言语困难，痛苦异常，舌质光红无苔，大便1周未通，溲短赤，脉弦数。脉症互参，诊为喉痈症，系心经郁热，心火熏蒸上炎而成。治当上清心火，下利二便，拟钱氏导赤散加味：生地黄24g，川黄连、淡竹叶、黄芩、木通、大黄（后下）各9g，甘草梢3g，3剂。

二诊：自诉服药后，当夜即泻下臭秽粪便甚多，次日红肿明显缩小，疼痛减轻。药既对症，仍仿前意，上方去大黄，2剂。

三诊：痈肿已减至蚕豆大小，痛止，口能闭合，语言清楚，大便通畅，溲淡黄。惟红肿部位尚有少许脓液流出。此为余火未消，拟导赤散合《医宗金鉴》五味消毒饮：生地黄、蒲公英、地丁草各15g，木通、金银花、竹叶、天葵、野菊花（时缺以白菊花代）各9g，甘草梢3g。2剂而愈。[7]

四、喉源性咳嗽

喉源性咳嗽是指因咽喉的炎症而引起的咳嗽之总称，南京中医学院干祖望教授首先提出的一个新病名，其主要临床表现是咽喉痒感、阵发性咳嗽、因痒而咳，干咳无痰，多为重感冒的后遗症。

该病缺乏特异性症候，因此需要排除下呼吸道病变，才能确诊。男女老幼皆可发病，无明显差异，其中以春秋两季发病最多。

本病属于中医"咳嗽"范畴。但是往往用内科咳嗽病辨证论治难以奏效，其原因在于其病位在咽喉，所以其病程往往数月至数年。一般多从外邪束肺、肺气不宣论治。

【病案举例】

马某，男，45岁，1999年10月初诊。喉头发痒，一痒即咳，咳后有痰，痰中夹血已1年余。咽部有时疼痛，伴有异物感、烧灼感。检查见咽后壁、前腭弓小血管扩张暴露，舌尖红苔薄，脉细数。诊断为喉源性咳嗽，证属心火上犯咽喉。治以清心利喉之法，方用导赤散加减。处方：生地 20g，淡竹叶 20g，灯心草 10g，白茅根 15g，玄参 15g，桔梗 15g，牡丹皮 15g，射干 15g，甘草 10g。每日 1 剂，水煎服。服药 11 剂后咽痒咳嗽明显减轻，咽部烧灼感仅在夜间偶尔出现，咽后壁、前腭弓小血管扩张已消失，但黏膜干燥少液，舌苔少，脉细。继予上方去灯心草、白茅根、牡丹皮，加麦冬 15g，石斛 10g，芦根 30g，再服 7 剂而咳痒全消，咽部黏膜恢复正常，10 个月后随访未见复发。[2]

　　按：本案为心火上炎，循经上犯咽喉而发。导赤散清心养阴；灯心草、白茅根、牡丹皮清心泻火；桔梗、玄参、射干清咽利喉。至二诊时心火已降，故去灯心草、白茅根、牡丹皮，加养阴生津利咽之品而获效。

参考文献

[1] 韩斌，于少林．陕西中医．辨证分型治疗神经性耳鸣 60 例，2005，26（6）：535－536.

[2] 王洪才，王莉．导赤散加减治疗耳鼻喉科疾病验案四则．中国民间疗法，2004，12（3）：49.

[3] 李传芬，张洪德．张洪德临床应用导赤散经验．实用中医药杂志，2005，21（12）.

[4] 解艳嫣．导赤散加减治疗鼻梁中部反复感染 1 例．现代中西医结合杂志，2000，9（6）：549.

[5] 张红．导赤散加味配合放射治疗鼻咽癌 40 例．湖南中医学院学报，2003，23（2）：34－35.

[6] 王先春．清热化湿法治疗急性扁桃体炎．云南中医杂志，1989，10（3）.

[7] 戴月笙．导赤散加味治愈喉痛．上海中医药杂志 1987，6：26－27.

第八章

眼 科 疾 病

第一节 结膜下出血

结膜下出血是由于球结膜下血管破裂或血管壁渗透性增加引起。属于中医的"白睛溢血"范畴。由于球结膜下组织疏松，故临床上常表现为出血积聚成片状，边界清楚，出血初期成鲜红色，逐渐有鲜红色变为棕黄色，1～2周后吸收消退。自发的出血多见于老年人、高血压、糖尿病、血液病等。发病时自觉症状不明显，一般多为他人发现，一般1周左右可以消退，不留痕迹。出血2天后做眼部热敷，适当口服维生素C、维生素E和滴抗生素眼药水。

【临床应用】

李氏[1]收治20例白睛溢血的患者，无明显外伤史，无明显眼局部炎症，常规作眼底检查，20例患者均有不同程度的眼底动脉硬化，随机分为西药组、中药组，其结果中药组疗效明显优于西药组。20例患者中男12例，女8例，年龄在45～70岁之间。随机分为西药组与中药组。西药组共10例，口服维生素C，维生素K，安络血；中药组10例，以导赤散为基本方，随证加减：淡竹叶9g，生地、木通、桑白皮、黄芩、茜草各12g，甘草3g。每日1剂，日服3次。西药组，治愈时间最短10天，最长15天，平均13天；中药组治愈时间最短7天，最长10天，平均8天。两组有显著差异，说明后者疗效较优。

按：中医理论认为，心主血脉，诸脉属目。年老体衰，心神过劳，心阴不足，阴虚火动，心火上炎，血热妄行，心与肺为相克关系，心火旺盛，可克肺金，白睛属肺，出现白睛溢血。心与小肠相表里，心火内盛，热移小肠。治宜清泻心火，方用导赤散加味，导赤散可清泻心火。视网膜血液供应由视网膜中心血管系供给，结膜的血液供给由睫状血管系供给，视网膜中心血管系及睫状血管系都发源于眼动脉，当视网膜动脉硬化时，睫状血管系动脉也可能发生硬化，血管脆性增加而表现结膜下小血管破裂。因此，对白睛溢血的病人，有必要常规地做眼底检查，系统地做一次心血管系统检查，对早期预防、早期发现、早期诊断心血管系统疾病也有一定意义。

第二节　眦角睑缘炎

睑缘炎是指发生于睑缘皮肤、睫毛毛囊及腺体组织的亚急性或慢性炎症。有复发的倾向。病因复杂，一般认为与细菌感染、理化刺激、屈光不正、慢性结膜炎、溢泪、不良卫生习惯或机体的抵抗力下降等有关。本病中医称为"睑弦赤烂"。我国习惯把该病分为鳞屑性、溃疡性、眦角性三种。

眦角睑缘炎主要的症状是眼睛干涩，刺痒难忍，两眦部皮肤充血、糜烂、湿润，有时有小皲裂和出血，并往往伴有慢性眦部结膜炎。

【病案举例】

患者，女，56 岁，患眦角睑缘炎 2 年，眦角糜烂，疼痛，发痒，见风更甚，心情忧郁不畅。初诊检查：两眼眦角发赤糜烂，舌红，脉细而数。病位在心、脾，由劳役伤脾，脾衰不能化湿，忧郁伤心，无形之火妄动，湿火上窜，故发本病。治以清心降火，健脾渗湿。处方：导赤散合四苓散加黄芩：生地 15g，木通 15g，竹叶 15g，白术 15g，泽泻 15g，茯苓 15g，猪苓 10g，黄芩 15g，甘草梢 10g。煎服法：上药加水 1000ml 浸 30 分钟，武火加热烧沸后换文火煎 20 分钟，取汁 300ml。如此煎 2 次，兑在一起，分 2 次口服。外擦眼癣软膏，每日 2 次。共服 10 余剂而症状消失。[2]

按： 眦角睑缘炎病在眼睑两眦，根据五轮学说，眼睑属脾，两眦属心，治当心脾兼顾。充血为热，糜烂为湿，由湿火上扰所致，治以清利湿热，用本方合四苓散加减。

第三节　结膜充血

结膜充血病变仅限于结膜疾病或有关的表浅刺激，表现为结膜充血的疾病有：①弥漫充血性结膜炎包括：急性细菌性结膜炎，急性流行性出血性结膜炎，过敏性结膜炎（包括春季结膜炎），急性滤泡性结膜炎，沙眼急性感染；②局限充血性结膜炎包括：泡性结膜炎，疱疹性结膜炎，损伤性结膜炎，刺激性结膜炎（如倒睫、异物），眦角性结膜炎，结节性结膜炎；③综合征有：Reiter 综合征，Parenaude 综合征，Klauder 综合征，Jacobs 综合征；④慢性结膜炎；⑤蚊虫叮咬、异物刺激等。

【病案举例】

患者，男，25 岁。两眼发红生眵 1 天。检查：两眼睑结膜弥漫性充血，球结膜近两睑部充血明显，舌赤脉数。病由心火所致，治当清降。处方：导赤散加黄芩：生地 15g，木通 15g，竹叶 15g，黄芩 15g，甘草梢 10g。煎服法：上药加水 1000ml 浸 30 分钟，武火加热烧沸后换文火煎 20 分钟，取汁 300ml。如此煎 2 次，兑在一起，分 2 次口服。5剂后复诊，充血减退，眼眵已无，再予原方 5 剂而愈。[2]

第四节 翼状胬肉

翼状胬肉是眼科常见病，是指睑裂部增生的球结膜呈三角形侵袭角膜。患者有异物感、刺痛及畏光等。病变可以引起角膜散光及侵袭瞳孔区时，可引起视力障碍。复发性翼状胬肉比初发者生长快，充血肥厚，易形成广泛的疤痕组织增生，睑球粘连。若胬肉为进行性或已接近瞳孔区影响视力或眼球转动受限时，可行手术切除。

翼状胬肉中医称为胬肉攀睛，多数始于眼内眦，少数始于眼外眦。根据中医"五轮"学说，发病部位为"血轮"，属心，心与小肠相表里，手少阴心经与手太阳小肠经共同络属并交会于目内眦之睛明穴，从而将脏腑辨证定位于心与小肠；但临床由于多数病人无症状及体征可供具体辨证，病因辨证为虚火，心经虚火上炎，郁积目睛血轮；在治则上根据《丹溪心法·火门》"虚火可补，小便降火最速"的论述，确立了清心养阴，利水降火的治法。

【临床应用】

胡氏[3]采用加味导赤散联合自体角膜缘上皮移植术治疗翼状胬肉，取得了较好的疗效。本组 42 例（56 只眼），男 30 例（40 只眼），女 12例（16 只眼）；年龄 30～67 岁；病程 2～41 年；其中复发性胬肉 10例。加味导赤散处方：生地 12g，淡竹叶、丹参各 15g，木通、生栀子、蝉蜕、草决明、木贼草梢 10g，红花、生草梢各 6g，赤芍、黄芩各 9g。每日 1 剂，术前、术后各饮服 10 剂。本组 42 例 56 只眼，治愈 40 例 54只眼。其中术后随访 6 个月 2 例，随访 7～12 个月 22 例，随访 13～18个月 18 例.54 只眼角膜上皮愈合良好，角膜光滑、透明，无新生血管及胬肉样组织增生。2 例于术后 3 天角膜缘缝线脱落，术后 2 月左右胬肉复发。5 例术后视力显著提高，由 0.4 提高 1.0，2 例散光 +1.50DC X 60 度消失，1 例术后视力由 0.6 下降到 0.4，散光度增加，+2.00DC X 45 度，配镜视力矫正为 1.0。本组治愈的 40 例术后观察：异物感、畏光、流泪症状于术后 2 周基本消失，1 例术后 2 月消失。1～2 周角膜上皮愈合良好、稳定，角膜逐渐恢复透明，4～5 周结膜移植片充血消退，基本恢复正常。复发率为 4.85%。

　　张氏等[4]采用中药加味导赤散联合自体角膜缘上皮移植治疗复发性翼状胬肉，取得较好效果，临床资料本组 59 例 62 只眼，单眼患者 56 例，双眼患者 3 例。其中男 38 例 40 只眼，女 21 例 22 只眼。年龄 28 ~ 69 岁，平均年龄 46.4 岁。病程 3 ~ 28 个月，平均 8.5 个月。术前治疗中药加味导赤散（改作汤剂）因全身证予以加减：生地黄 12g，黄芩（酒炒）9g，生甘草梢 6g，淡竹叶 15g，木通、当归、赤芍各 9g，红花 4.5g，蝉蜕 4.5g，水煎服，每天 1 剂，分 2 次服，术前服 10 ~ 20 剂。局部滴氯霉素、醋酸地塞米松眼药水 3 ~ 5 天。手术方法采用改良自体角膜缘上皮移植术。术后治疗包扎术眼 1 周，每天滴庆大霉素、醋酸地塞米松眼药水，素高捷疗眼膏。继续服中药加味导赤散 10 ~ 30 剂。10 天拆线后继续滴庆大霉素、醋酸地塞米松眼药水，素高捷疗眼膏 1 ~ 2 个月。治愈：球结膜平滑无增生，角膜创面愈合透明；复发：翼状胬肉增生明显同术前。对患者术后进行了 1 年随访，视力均有不同程度提高，61 只眼治愈，1 只眼因移植片生长欠佳脱落再复发（1.61%）。

　　沈氏[5]运用中药加味导赤散联合球结膜转位术治疗复发性翼状胬肉 36 例 38 只眼，疗效满意。患者 36 例 38 只眼，男 21 例 22 只眼，女 15 例 16 只眼；年龄最大 65 岁，最小 37 岁；首次术后复发者 32 例 34 只眼，二次术后复发者 4 例 4 只眼；所有病例胬肉头部均侵入角膜缘 2 ~ 6mm，本次手术与上次手术时间间隔半年以上。①治疗方法：术前 2 周开始常规滴抗生素滴眼液，口服中药加味导赤散每日 1 剂，水煎服，早晚分服。方药组成：生地黄 15g，木通 10g，淡竹叶 10g，黄芩 12g，生甘草梢 10g，当归尾 10g，红花 3g，赤芍 6g，蝉蜕 10g。②手术方法：球结膜转位术。术毕涂抗生素眼膏加压包扎，隔日换药，1 周拆线。角膜上皮修复后局部使用抗生素及皮质类固醇眼液滴眼，术后继续服用加味导赤散 2 周。观察随访半年至 2 年，38 只眼仅 1 只眼复发，37 只眼局部结膜平坦，无充血，无胬肉生长，眼球转动灵活，视力均有不同程度进步。术后复发率 2.66%。

【病案举例】

　　患者，男，28 岁，右眼长胬肉多年，充血肿胀，眼痛较剧，口干，溲短，大便数日未行。检查：右眼眼睑微肿，球结膜充血，内眦部胬肉蕴肿，其头部深入角膜缘 2mm，浸润明显。舌赤苔黄而燥，脉弦偏数。证系心火旺盛，气血俱逆，当予泻心降火，凉血导滞。处方：导赤散合调胃承气汤加黄连、桃仁：生地 15g，木通 15g，竹叶 15g，芒硝 10g，大黄 5g，甘草梢 10g，黄连 10g，桃仁 10g。煎服法：上药加水 1000ml 浸 30 分钟，武火加热烧沸后换文火煎 20 分钟，取汁 300ml。如此煎 2

次，兑在一起，分2次口服。2剂后大便畅行，眼内瘀滞减退。于是原方去大黄、芒硝加黄柏，再服4剂而红肿消退。[2]

参考文献

[1] 李维谊. 白睛溢血的眼底检查及中药治疗. 四川中医，1996，14（9）：51.

[2] 邹洪艳. 导赤散治疗眼科疾患3例. 中国民间疗法，2008，2：27.

[3] 胡素英. 加味导赤散联合角膜缘上皮移植治疗翼状胬肉42例. 实用中医药杂志，1999，15（9）：24 – 25.

[4] 张爱芳，黄侃. 中药联合自体角膜缘上皮移植治疗复发性翼状胬肉59例. 中国中西医结合杂志，2000，20（4）：302 – 303.

[5] 沈丽珍. 加味导赤散联合球结膜转位术治疗复发性翼状胬肉. 中国中医眼科杂志，2002，12（2）：110.

第九章

皮肤科疾病

第一节　头癣

头癣是由一些发内型或发外型小孢子菌或毛癣菌引起的头皮和头发的浅部真菌感染，根据病原菌和临床表现的不同可分为黄癣、白癣和黑点癣三种。其中黄癣容易引起瘢痕及永久性脱发，危害较为严重。近年来由于饲养宠物的人增多，在大城市由动物传染及人引起头癣的病例有所增加。

常见的头癣是白癣和黄癣，分别属于中医学的"白秃疮"、"蛀发癣"和"肥疮"、"肥黏疮"等范畴。俗称"癞痢头"。在预防上，一是消灭传染源。一旦发现患病即应积极到医院诊治，同时追查传染源一并治疗。二是切断传染途径，注意消毒生活用具及理发工具。

【病案举例】

文某，男，2岁，2001年10月3日诊。半年前头顶部始起小丘疹，夹有脓疱，继之破溃脓溢，脓痂堆积成鸡屎状，蔓延整个头部，瘙痒疼痛。经中西医内服外治数月无明显效果。证见：头部散布数堆白鸡屎状疮顶，堆边尚有脓液溢出，并有抓破痕迹。伴烦躁、纳差、溲黄。舌质红，苔薄黄，指纹紫滞。属心火亢盛，湿毒内蕴。药用黄连、生地、木通、淡竹叶、连翘心、赤小豆、水灯芯各5g，土茯苓、车前草各10g、甘草2g，3剂。10月9日复诊：其疮收疤，食欲增，小便清。再进3剂，疮痂脱落痊愈，随访1年未复发。[1]

第二节　扁平苔藓

扁平苔藓又叫扁平红苔藓，是一种皮肤和黏膜的慢性炎症性瘙痒性疾病，其特征性皮损呈紫红色多角形扁平丘疹，病程有自限性。本病的病因尚未完全明确，通常认为跟遗传、免疫、病毒感染等有关。

扁平苔藓主要的临床表现主要有：①口腔黏膜病损。病损为白色小丘疹，可发生于口腔黏膜的任何部位，大多左右对称，患者多无自觉症状，常偶然发现。②皮肤病损。扁平丘疹微高出皮肤表面，粟粒至绿豆大，多角形，边界清楚。病损发生于身体各部位，但四肢较躯干更多见。③指（趾）甲病损，甲部增厚或变薄。

扁平苔藓属于中医学"紫癜风"、"乌癞风"的范畴。本病顽固难愈，西医目前尚没有满意的特效的疗法。本病病程虽然较长，但是最终大多数可以自行消退，一般对健康没有影响，故多是对症治疗。运用传统中医药治疗，特别是活血化瘀疗法，有较好的疗效。由于黏膜损害存在癌变的可能性，宜中西医结合综合治疗，及时控制。在预防上，本病应该调情志，避免精神过度紧张和劳累；同时忌烟酒、辛辣刺激的食物。

【病案举例】

方某，女，41岁。发病已3个月，曾用西药治疗无效。局部见左颊黏膜一处约2cm圆形紫红斑，表面有树枝样线条，色白，略高出黏膜；全身症状伴口渴，舌质红，苔薄黄，脉缓。证属心脾之火上炎于口。治疗以清热、利尿、降火为主。方拟生地12g，生石膏15g，淡竹叶1g，黄芩8g，连翘1g，木通6g，防风10g，川牛膝10g，泽泻5g，石斛10g，生甘草3g。3剂。二诊：患者诉3剂后局部皮损变平，紫色变淡，拟原方再服5剂而愈。[2]

按：本病例发病时间较长，故在方中加牛膝活血祛瘀之力，并助木通、泽泻引热下行。

第三节　多形性红斑

多形性红斑又称多形性渗出性红斑。本病是一种病因复杂的自限性炎症性皮肤病。皮疹呈多形性，其特征损害呈靶性或虹膜样红斑。严重者皮疹广泛，出现水疱或大疱，常伴有黏膜的损害，并可伴有全身的症状。

本病一般起病较急，临床表现是身体上对称性地出现红斑、丘疹、风团、水疱、大疱及紫癜等，而且多发生在肢体伸侧。靶性皮损或虹膜状皮损是本病的典型表现，多见于手足部位，看上去为圆形水肿性红斑，中心有水疱。根据临床皮损的特点，可分为三型：红斑－丘疹型、水疱－大疱型、重症型。

多形性红斑属于中医的"猫眼疮"的范畴。本病因其起初疮形如猫眼光泽闪烁而得名。本病运用传统中医药治疗效果良好，中西医结合救治危重症型成功率高，副作用小。预防上，忌食鱼、虾、蟹等发物。

【临床应用】

朱氏[3]对多形性红斑损害进行辨证论治，取得良好疗效。其中对风湿热型患者进行导赤散加减治疗。表现主要有：皮损色鲜红而艳，水疱较多，甚则口糜舌烂，瘙痒较剧，伴灼痛感，间有发热、口干、溲赤、便秘，苔多薄黄或黄腻，舌尖红或起红刺，脉数或滑数。治则：清热利湿，佐以疏风。方用导赤散加味：鲜生地18～30g、生石膏30g、淡竹叶9g、木通4.5g、制茅苍术9g、茵陈12g、蝉衣6g、大黄9g、生甘草9g。一般用制大黄，大便秘洁用生大黄；继发感染加银花、鸭跖草；湿重者加厚朴、车前草等。此型17例，用本法治愈16例，显效1例。

按：本病特点是损害多以肢端为主，重者波及黏膜，出现口糜舌烂，从经络来说，与心脾关系尤为密切。据此，本病的病因病机为心脾久郁湿热，复感风热之邪，以致风、湿、热三邪搏于肌表所致；或为心脾素虚，复感风寒之邪，以致营卫不和，寒凝气滞，络脉痹阻而成病。

第四节　脓疱疮

脓疱疮又称脓痂疹、传染性脓痂疹，是一种由化脓性球菌引起的接触性或接种传染病的急性炎症性皮肤病。常见于夏秋两季，如不及时控制，可在家庭内或儿童集体场合中迅速蔓延。病原菌主要为金黄色葡萄球菌或乙型溶血性链球菌单独或混合感染。临床表现：自觉瘙痒；皮损初为丘疹或水疱，迅速变为有炎性红晕的脓疱，散在分布；好发于颜面、四肢等暴露部位。

脓疱疮属于中医学"黄水疮"的范畴，因其水疱、脓疱遍布全身，脓水渗流，又称"滴脓疮"、"天疱疮"。中医学认为夏秋季节，天气炎热，暑湿热毒侵犯人体，熏蒸肌肤，致使气机不畅，疏泄障碍即发本病。传统中医药疗法治疗本病有较好的疗效，重症患者加用抗生素疗效更佳。预防上，饮食宜清淡，可适量多进绿豆汤、西瓜、菊花茶等祛暑的食物。

【病案举例】

1.王某，女，9岁，1999年7月诊。病史4天，面部及胸腹部绿豆至黄豆大半球状水疱，疱壁薄，脓液浑浊，周围绕以炎性红晕，部分疱破后流黄水，露出糜烂面，烦躁瘙痒，口渴尿赤，舌红、苔薄黄。体温：38.5℃。血常规示：白细胞12×10^9/L，中性粒细胞0.80。治拟清热利湿解毒。处方：生地12g，木通8g，淡竹叶6g，生甘草5g，黄芩、连翘各10g。水煎服，日1剂。黄连粉适量外敷患处。3天后热退，脓疱干涸，瘙痒减轻。再服 3 剂，皮损平复，血常规正常。[4]

按： 本病属中医"黄水疮"范畴。常发生于夏秋之季，多发于儿童，皆因小儿肌肤娇嫩，腠理疏薄，易受湿热毒邪侵袭而发病。正如《疮疡经验全书》所述："此疮之发，皆由受酷暑热毒之气，蒸入肌肉。"故用导赤散加连翘、黄芩、黄连，使热去毒清而奏效。

2. 邓某，女，13 岁，1996 年 6 月 5 日初诊。患儿 2 天前颜面出现数个点状红斑，旋即形成黄豆大小水疱。家人初不为意，次晨发现水疱已迅速蔓延至胸背、四肢，始来求诊。诊见：面赤壮热，颜面、四肢、胸背散见大小不等水疱，疱周绕以红晕，部分已形成脓疱，呈半月状积脓、皮损，颈、腹股沟淋巴结肿大。伴心烦口渴，尿黄便燥，舌质红、苔薄黄，脉滑数。证属心火亢盛，外感湿毒。治以清热解毒，导热下行。拟导赤散加减。处方：生地黄、薏苡仁各 15g，木通、竹叶、大青叶、紫花地丁、连翘各 10g，生甘草、黄柏各 6g。1 剂，水煎服。次日复诊：热退症减，脓疱疮未再蔓延，疮面干燥、结痂；守方再服 3 剂，症除而安。[5]

按： 本例脓疱疮发病急，蔓延迅速，若治疗不当，可迁延数周或数月。本病多伴有心烦、尿黄等心经蕴热证之特点，以导赤散清心泻热为主，再加清热解毒利湿之品而获佳效。

第五节　带状疱疹

带状疱疹由水痘-带状疱疹病毒引起的急性炎症性皮肤病，中医称为"蛇串疮"、"火带疮"、"蛇丹"、"蜘蛛疮"等，因其好发于腰胁部位，故又称"缠腰火丹"。其主要特点为簇集水疱，沿一侧周围神经作群集带状分布，伴有明显神经痛。初次感染表现为水痘，以后病毒可长期潜伏在脊髓后根神经节，免疫功能减弱可诱发水痘带状疱疹病毒可再度活动，生长繁殖，沿周围神经波及皮肤，发生带状疱疹。带状疱疹患者一般可获得对该病毒的终生免疫，但亦有反复多次发作者。

治疗上主要是抗病毒、消炎、止痛、缩短病程及局部对症治疗预防继发感染。中医早期主要是清利肝胆湿热，解毒止痛；后期扶正祛邪，化瘀止痛为要。

【临床应用】

赵氏等[6]采用导赤散加味治疗带状疱疹，效果良好。15 例中，男性 8 例，女性 7 例，年龄 30～40 岁 5 例，41～50 岁 2 例，51～60 岁 3 例，60 岁以上 5 例。病程 2～3 天 7 例，4～5 天 8 例。基本方为：生地15g，木通 15g。竹叶 10g，甘草 6g，细辛 3g，银花 60g，连翘60g。如口渴甚重用生地，疱疹大而浆液多者重用木通，心烦甚者重用竹叶，痛剧者细辛可加至5g，但需久煎。位于胁下者加柴胡6g，位于下肢者加牛膝6g。每日1剂，水煎分2次服，脾胃虚弱者分4次服。治疗效果：15例中，服药3~4剂者8例，6~8剂各7例，均获痊愈。

【病案举例】

1. 单某，男，38岁，2001年5月12日诊。病已1周，初起左肋部烧灼样疼痛，继则出现多处红斑，呈带状分布，红斑上有成簇绿豆大丘疱疹，疱液晶莹透亮，状如珍珠，疼痛难忍，辗转反侧，难以入寐。伴心烦纳差，口渴不欲饮，舌质淡红，苔白腻，脉弦数。治拟清热利湿解毒。处方：生地15g，木通、淡竹叶、龙胆草、苍术各10g，生草5g，板蓝根20g。水煎服，日1剂。外用青黛、冰片、大黄粉适量醋调敷患处，日数次。5天后，疱疹干瘪，疼痛减轻。再拟前方加当归、玄胡索各10g，外用药如前法。5天后皮损平复，疼痛已除，诸药停用。惟用竹叶、甘草泡茶饮服。[4]

按：带状疱疹中医谓"蛇串疮"，见于《外科大成》，多因心肝火盛或湿热内蕴，郁而化热，兼外感毒邪而发病。本例用导赤散清心火，黄连、板蓝根解热毒，龙胆草、苍术利湿热，使心肝实火俱清，湿浊得降，毒解肿消而诸症痊愈。

2. 王某，女，67岁，1985年1月25日初诊，患者于4天前腹部右侧皮肤起米粒大小丘疹，且有轻度痒痛，遂来本院皮肤科，诊为"带状疱疹"。经肌内注射板蓝根注射液，口服盐酸吗啉胍、维生素B₁，症无好转，且迅速加重，泛起大水疱，灼痛如刀割，自服安乃近片从1片增至3片亦不能止痛而彻夜难眠，乃求中医诊治。患者表情痛苦，脐右侧皮肤约4cm×7cm范围可见成簇疱疹，呈带状分布，中部有如核桃大之水泡，有的已破溃、渗出、结痂，外周散在米粒至豆粒大之疱疹，边缘清楚而红晕，疱疹间皮肤正常，舌质红，苔黄，脉弦数。生地15g，木通18g，竹叶10g，甘草6g，细辛5g，银花60g，连翘60g，水煎服，每剂早晚分服。共服6剂痊愈。[7]

3. 男，40岁。每年数次在口周及右侧面颧部出粟粒大小水疱，成簇，基底红斑，伴有舌质偏红，苔薄黄口渴，脉滑，证亦为心脾有热上炎于口。治拟清心脾，利小水主之。药用生地12g，生石膏（先煎）10g，淡子芩10g，青蒿10g，木通5g，车前子（包）10g，六一散12g，炒牛蒡子（打）10g，金石斛10g，连翘10g，3剂。复诊皮损明显消退，尚感口渴，于方中加明百合10g，3剂而愈。[8]

按：笔者认为患者多次复发，为有伏热，故方青蒿，六一散以清伏热，患者服本药方可缩短病程，反复发作次数减少。

第六节 疥疮

疥疮是由疥螨感染引起的一种皮肤寄生虫病，伴有奇痒，蔓延迅速，可在集体和家庭中传播。其主要传播途径是直接接触传染，如与患者同床共睡或与病人握手等均可传染。间接感染是通过间接接触到疥疮患者的衣物、用品、患者接触到的家具、物品等被感染。

疥疮一病中西医名相同，在中医中又有"湿疥"、"虫疥"等名称。其发病为卫生不佳，沾染疥虫，相互传染，风湿热郁蕴皮肤，治疗多以散风清热、利湿止痒为主法。

在预防上，注意个人卫生，对被污染的衣服、被褥、床单等要用开水烫洗灭虫，如不能烫洗者，一定要放置于阳光下曝晒1周以上再用。出差住店要勤洗澡，注意换床单等。

【临床应用】

苏氏等[9]以疥灵丹合导赤散加减运用治疗疥疮，收到较好疗效，观察病例共60例，男35例，女25例；年龄13～16岁；病程3～10天。方以疥灵丹合导赤散加减。处方：栀子、当归、苦参、生地黄、木通、甘草各10g，枳壳、连翘、荆芥、羌活各8g，蒺藜、白芷各15g，竹叶4g。视病情调整药量药味，心烦、小便黄竹叶可加至8g，另加黄芩12g；水疱大者蒺藜用至20g，羌活用至12g。每天1剂，水煎，分早晚2次温服，7天为1疗程。治疗结果治愈40例，显效15例，有效5例，总有效率100%。

【病案举例】

邹某，男，15岁，学生。自诉双手指缝剧痒，夜寐尤甚，手指缝、前臂屈侧、肘窝、下腹部、臀部、股部等处有丘疹、水疱，呈泛发性和对称分布，舌尖红、苔微黄，脉浮滑数。询病史，25天前曾与来访客人同宿，现家中诸人均觉皮肤瘙痒。以针头刺破水疱刮取内容物，行显微镜观察发现有疥虫。结合病史、症状、镜检确诊为疥疮。方用疥灵丹合导赤散加减。处方：栀子、当归、生地黄、苦参、木通、甘草各10g，枳壳、连翘、荆芥、羌活各8g，蒺藜20g，白芷15g，黄芩12g，竹叶6g。每天1剂，水煎，分早晚2次温服。二诊：2剂后症状大减，自觉瘙痒明显减轻，手指缝、前臂屈侧、肘窝、腋下、下腹部水疱变小，舌转淡红、苔变薄白。上方竹叶减为4g，去黄芩，再服4剂。药后症状消失，皮损修复。[9]

按：《内经》"诸痛痒疮，皆属于心"，导赤散合用《古今医鉴》疥灵丹,组成一治疗疥疮的专方,改为水煎剂,治疗效果明显增强,一般多在4天内止,有效避免病人挠抓患处,预防感染。方中连翘、荆芥、白芷入肺经散风止痒;蒺藜、苦参杀疥虫止痒;栀子、竹叶利湿清热;枳壳理气、当归活血,二者促进气血运,有利湿热之邪外出,以免蕴毒于经致湿热不清;生地黄养阴清热;甘草解毒,调和诸药。

第七节 过敏性紫癜

过敏性紫癜是毛细血管及细小动脉的变应性炎症反应,累及皮肤、黏膜及肾血管。表现为紫癜、腹痛、便血、血尿与关节痛等。多数病例呈急性经过,少数病例尤其是肾脏受损伤者,病程缠绵且反复再发。学龄儿童及青少年宜患本病。

过敏性紫癜属于中医"葡萄疫"的范畴。本病因"郁于皮肤不散,结成大小青紫斑点,色若葡萄"而得名,也有称"紫斑病"、"斑毒"的。

治疗上,本病目前尚无特异性治疗方法,主要是采用支持和对症疗法,而中医药治疗往往可以收到较好的疗效。在预防上,注意寻找引起本病的各种原因,去除过敏原。其次慢性感染灶,积极治疗上呼吸道感染。

【临床应用】

辛氏[10]应用清营汤合导赤散加减治疗斑丘疹97例,治愈93例,显著好转4例,有效率达100%。随访29例,无一例复发。方药组成:牡丹皮、玄参、生地、黄连、金银花、连翘、麦冬、天冬、大黄、竹叶、木通、甘草。兼瘙痒者,加白鲜皮;若斑疹焮红,宜重用清热解毒药,并酌加黄芩、生山栀;若斑疹紫暗,酌加紫草、赤芍等凉血化瘀药。

【病案举例】

孙某,男,11岁。1987年3月25日诊。双下肢出现暗红色小斑丘疹20余天,某医院确诊为过敏性紫癜。经用扑尔敏、10%葡萄糖酸钙静推等治疗,7天后痊愈出院。于4月10日再度复发而入我院。查双下肢可见形状不一,大小不等斑丘疹,色暗红,皮肤干燥无鳞屑,斑疹间皮肤正常。仍上法治疗而无明显好转,要求中药治疗。见舌尖红,尖根起芒刺,六脉虚数。辨证血热阴亏。处方:牡丹皮、玄参、麦冬、天冬、连翘各12g,生地、金银花各20g,紫草15g,赤芍、大黄、甘草各10g,黄连、木通各6g,竹叶30g。水煎服,日1剂(可加白砂糖100g)。3剂后,疹消。上方加白扁豆30g,继服8剂而痊愈,随访至今未复发。[10]

第八节　荨麻疹

荨麻疹俗称风团块，是一种常见的皮肤系统或全身多系统或多器官过敏性疾患，特点是皮肤或黏膜出现暂时性水肿性皮疹伴剧痒；或重症出现喉头水肿、气促、胸闷、恶心、腹痛等，亦可以伴有发热、寒战等全身的症状。

荨麻疹属于中医学"瘾疹"范畴，又名"风疹块"、"风瘙瘾疹"等。运用传统中医药辨证论治，可使急性发作的病情得到尽快缓解，慢性者减少复发，甚至治愈。而且治疗慢性荨麻疹的中药，多具有调理、补益等作用，可增强机体的抵抗力。在预防上，忌食海腥、虾蟹、香菜及其他发物；风团发作时忌用热水烫洗。

【临床应用】

薛某，女，13 岁。1988 年 5 月 13 日诊。躯干臀部四肢起蚕豆至花生米大红色纺锤形丘疹，散在分布，剧痒，反复而发半月余。曾服扑尔敏，外搽炉甘石洗剂收效不显，仍痒难忍烦躁不安，察其舌质红、苔薄黄，脉数。询其溲黄，诊为丘疹性荨麻疹。辨属心中有热，熏于肌肤，兼受风侵，发为红色痞瘤。治宜清心散热，疏风止痒，取导赤散加味：生地 12g，木通、竹叶、生甘草、蝉蜕、牛蒡子各 6g，白蒺藜、地肤子各 10g。水煎服，3 剂，丘疹消失而愈。[11]

按：根据《内经》"诸痛痒疮皆属于心"之论，丘疹性荨麻疹部分患者属于心火过旺，熏蒸肌肤，兼感风邪所发的亦不鲜见。故以导赤散加味治疗，方取生地、木通、竹叶、生甘草清热并导热下行，蝉蜕、牛蒡子、白蒺藜、地肤子疏风止痒。诸药合用，共奏热清、风疏、痒止、疹退之效。

第九节　湿疹

湿疹是一种与过敏有关的急慢性炎症性皮肤病。其原因可能与致敏原及变态反应和过敏体质有关。急性期皮疹多形性，炎症区有明显渗出倾向；慢性期皮损局部，有浸润、肥厚或苔藓样变。本病瘙痒剧烈，宜复发。

湿疹属于中医学"湿疮"、"湿疡"、"浸淫疮"等范畴。本病无论是急性期还是慢性期，中医的治疗效果都比较好，同时对改善患者的过敏体质也有帮助。

　　临床上根据临床表现和发病过程可以分为急性、亚急性和慢性湿疹。此外，还有特定部位的湿疹，是指在某些特殊环境或条件下，在特定部位发生的湿疹。例如耳部湿疹、乳房湿疹、阴囊湿疹、口周湿疹、手部湿疹等。下面重点介绍口周湿疹和手心湿疹。

一、口周湿疹

　　口周湿疹主要表现为口部周围出现皮疹。由于孩子过多地舔唇或吸手指，造成唾液刺激四周的皮肤，进而引起皮疹。口周湿疹的症状有：口唇周围有炎性鳞状皮肤；口唇干裂、疼痛。

【病案举例】

　　刘某，男，10岁，1998年11月6日诊。3年前患"口疮"，多方求医，均诊断为"口周湿疹"，常服清热解毒、健脾利湿、祛风止痒、活血化瘀等中药，外用肤轻松、环丙沙星软膏、红霉素软膏等，症状反复发作，秋冬加重。刻诊：口唇四周约1cm宽淡红色环状皮损，有淡黄色渗液，鳞屑少许，境界清楚，略高出皮面，自觉干痒，常用舌尖甜之。伴口干欲饮，小便黄，大便干，舌质红、苔薄黄，脉细数。此乃心经热盛，虚火上炎。治拟清心利尿。处方：生地15g，木通、山栀、知母各10g，淡竹叶、泽泻各6g，生石膏20g，大黄3g（后下），甘草5g。5剂后，皮损颜色转淡，表面干燥，痒感消失，大便质稀。去大黄，原方再服5剂，皮损颜色正常，至今3年未见复发。[4]

　　按：此病中医谓"烂口疮"，"红嘴圈"，多因脾胃积热、郁而化火所致，故用导赤散配知母清热滋阴降火，山栀、石膏、大黄清脾胃伏火，诸药合用，使热清火降而病告痊愈。

二、手心湿疹

　　手心湿疹以手掌中心发生水疱，糜烂，湿润、奇痒为主要的症状。甚者手掌皮肤肿胀、增厚，不能活动。慢性期则多为浸润肥厚性斑片，常产生皲裂，因手部受外界刺激因素较多，所以手心湿疹比较难治。

　　中医学认为，手掌中心是心包经的劳宫穴，按此部位，发生水疱，奇痒者，为心包之湿邪蕴久，遂循其本脏的经络外溢。证有湿热、寒湿之分。湿热型主症为掌心皮肤红肿，水疱，糜烂，湿润，奇痒，舌红苔黄滑，脉滑有力。湿热型治宜清心利湿，方可选加味导赤散。

【病案举例】

　　段某某，女，56岁。双手心瘙痒，流水，糜烂，已24年余，曾在当地医院反复治疗鲜效，以后越发越甚，长期不能参加生产劳动，于

1982 年 1 月 6 日来门诊求医。检查：双手掌糜烂，水疱，渗液，瘙痒，整个手掌皮肤增厚，肿胀，不能摄物，口干，饮食，二便均正常，苔黄滑，脉滑。按其部位，证属心包湿热循经外溢。治以清心利湿。加味导赤散：竹叶 10g，甘草 10g，苦参 10g，木通 10g，生地 10g，枳实 10g，土茯苓 30g，土鳖虫 10g，茵陈 10g，泽兰叶 10g，丝瓜络 10g，3 剂水煎服。外用苍苦汤：苍术 30g，苦参 30g，商陆 30g，常山 30g，牵牛花 20g 煎水泡手。1 月 10 日二诊；症状大减，守上方 5 剂。1 月 17 日三诊：诸症悉痊。继守上方 5 剂，随访半年未发。[12]

第十节　脂溢性皮炎

脂溢性皮炎是一种皮脂溢出部位的慢性皮肤炎症，通常发生在头皮，亦可以蔓延至其他皮脂腺丰富的部位。主要损害是头皮的糠状脱屑，或头、面等处出现鲜红色或黄红色斑片，表面覆盖有油腻性鳞屑或痂皮。

脂溢性皮炎属于中医学的"白屑风"、"面游风"的范畴。本病因其局部红斑，痒若虫行，时起白屑，或津黄水等而得名。本病的经过缓慢，采用中医药的辨证论治可以获得明显的疗效。而且在治疗的同时，还可以对患者的体质进行调节，在控制疾病的复发上有良好的作用。

本病的病因尚未完全明了，在平常应该少食动物脂肪及甜食，避免各种机械刺激，如抓挠等。洗头不宜过勤，以避免洗发液和搔挠的刺激，促进皮脂分泌更亢进而加重病情。

【病案举例】

帝某某，女，30 岁，1999 年 6 月 1 日初诊。面部起红斑伴脱屑 2 周。面部起红斑，散见于前额、鼻周，伴脱屑、瘙痒，逐渐加重。前额及双侧鼻唇沟见钱币大红斑 5 个，上覆细薄鳞屑，无渗出，皮脂分泌较多，轻度瘙痒。口干苦，便干溲赤，舌红、苔黄，脉细数。西医诊断：脂溢性皮炎。中医诊断：面游风。证属心火上炎，热盛伤阴。治以清心养阴。予导赤散加味。药用：生地 30g，木通 6g，竹叶 10g，生甘草 10g，浮萍 10g，白蒺藜 15g。7 剂，每日 1 剂，水煎服。6 月 8 日二诊：皮损大小未变，皮色变淡，鳞屑细薄，瘙痒减轻，二便调，舌红、苔黄，脉细数。前方加玄参 10g，7 剂。6 月 15 日三诊：皮损仅见黄豆大一块，色浅淡，无脱屑，不痒，二便正常，舌淡、苔白，脉细。继服前方 14 剂后痊愈。[13]

按：该例伴有口苦、便干、溲赤、舌红苔黄、脉细数等症状，属心火上炎无疑，故以导赤散清心养阴。方中加浮萍、白蒺藜以祛风止痒，继则加玄参凉血滋阴，以竟其功。

第十一节　寻常性痤疮

寻常性痤疮俗称"青春痘"，是青春期常见的一种毛囊、皮脂腺的慢性炎症。主要发生在颜面及胸背等多脂区，有粉刺、丘疹、脓疱等多种损害，常伴有皮脂溢出。其发病因素主要包括皮脂产生增多，毛囊口上皮角化亢进及毛囊内丙酸痤疮杆菌增殖，与遗传因素也有一定关系。有自限性，青春期后大多痊愈或减轻。

本病属于中医学的"粉刺"、"肺风粉刺"、"面疱"等范畴。患者在日常中要忌食辛辣膏粱甘甜之品，同时慎用油性膏霜护肤品。

【临床应用】

李氏等[14]采用导赤散加味辨证施治寻常痤疮75例，获得满意疗效。男40例，女35例，年龄最小13岁，最大44岁，其中13~20岁34例，21~30岁11例，40岁上3例；病程最短13天，最长1个月。基本方：导赤散加味，生地15g，竹叶12g，云木通12g，甘草3g，连翘30g，黄芩12g，丹皮10g，重楼12g，辨证加味：肺经热盛，以颜面痤疮多于胸背部为主症，加蝉蜕12g，桑叶12g，菊花10g，桑白皮12g，痰湿中阻，以胸背部痤疮多于颜面为主症，加苡仁30g，法半夏15g，绿豆30g，土茯苓30g，肝郁血虚，以妇女月经前后痤疮多发为主症，加四逆散（柴胡12g，枳壳12g，甘草3g）当归20g，水煎内服，每日1剂，每日3次，5天为1疗程。治疗期间停用其他药物，并嘱患者忌食或少食辛辣肥甘厚腻刺激之品。结果：本组75例，治愈39例，好转33例，未愈3例，总有效率达96%。

参考文献

[1] 张伯华，唐忠明，巨华. 清心导赤散加味治疗头面顽疮举隅. 四川中医，2003，21（10）：71.

[2] 张振金. 导赤散加味治验三则. 中国中医急症，2000，9（5）：202.

[3] 朱光斗. 40例寒冷季节多形性红斑的中医治疗. 上海中医药杂志，1980，1：28.

[4] 董淑侠. 导赤散治疗皮肤病举隅. 四川中医，2003，21（12）：77-78.

[5] 黄海帆. 导赤散新用. 新中医，2000，32（5）：39.

[6] 赵国强，赵英欣，胡东华. 导赤散加味治疗带状疱疹15例. 河北中西医结合杂志，1997，6（2）：229.

［7］张峡山，殷翠玲．导赤散加味治疗带状疱疹 12 例．中医杂志，1987，06：34.

［8］张振金．导赤散加味治疗口周及口腔皮肤黏膜病举隅．中国中西医结合消化杂志，2001，9（1）：57.

［9］苏小茹，罗益．疥灵丹合导赤散治疗疥疮 60 例．新中医，2005，37（9）：70.

［10］辛吉．清营汤合导赤散加减治疗斑丘疹．四川中医，1988，10：32－33.

［11］马建国．丘疹性荨麻疹治验．四川中医，1990，05：43.

［12］田锦文．程淳夫治疗手心湿疹的经验．北京中医杂志，1988，6：52.

［13］胡锋钢．皮肤病验案 3 则．山西中医，2001，17（2）：30.

［14］李广文，管仕美．导赤散加味辨治寻常性痤疮 75 例疗效观察．云南中医中药杂志，2004，25（1）：24－25.

第十章
急症科疾病

第一节 急性尿潴留

尿潴留是指膀胱内充满尿液而不能自行排出，可分为急性和慢性两种。引起尿潴留的病因很多，可分为机械性和动力性梗阻。

（1）机械性梗阻 膀胱颈和尿道的任何梗阻性病变，都可以引起急性尿潴留。常见的病因有：良性前列腺增生、前列腺肿瘤；膀胱颈梗阻性病变如膀胱颈挛缩、膀胱颈肿瘤；先天性尿道畸形、尿道损伤、狭窄、肿瘤、异物和结石。

（2）动力性梗阻 是指膀胱出口和尿道无器质性梗阻病变，尿潴留系排尿功能障碍所致。最常见的原因为中枢和周围神经系统病变，如脊髓或马尾损伤、糖尿病、肿瘤等；麻醉、手术后；松弛平滑肌的药物，如阿托品、普鲁苯辛等；低血钾和醛固酮增多症、腹泻、长期应用利尿剂等可致膀胱尿道肌收缩无力；高热及昏迷患者等。

在治疗上，急性尿潴留的治疗原则是去除病因和恢复排尿。但有病因不明或梗阻一时难以解除时，可先做尿液引流，以后再做病因治疗。

【病案举例】

刘某某，男，48 岁。1989 年 4 月 26 日诊。患者 3 日前现少腹拘急，小便涓滴难出，经市医院查尿，诊断"急性尿潴留"，而收入住院治疗。1 日肌内注射青霉素 320 万 U，反而小便闭塞不通，经多次导尿，未能成功，遂引膀胱穿刺抽尿 1000ml，其后小便仍然不通，自动出院。刻诊：寒热往来，头身疼痛，小便闭塞，少腹拘急，阴囊红肿，睾丸坠痛，右腿挛急，不可屈伸，口苦，舌红、苔黄腻，脉弦大而滑。证属肝经湿热下注，膀胱气化失司。治宜升阳渗湿，调肝解郁，方以柴胡疏肝散合导赤散化裁：柴胡、枳壳、防风、荔枝核、淡竹叶、木通各 10g，栀子 12g，粉葛、生地各 15g，白芍 18g，茯苓、猪苓各 20g，甘草 3g。水煎频服。夜半，汗出热解，随之小便通利，次晨诸症大减，右腿已能着地行走，继以前方再进 2 剂愈。[1]

第二节　高热

高热在临床上属于危重症范畴。急性高热病因主要有：①感染性疾病：急性传染病早期，各系统急性感染性疾病；②非感染疾病：暑热症、新生儿脱水热、颅内损伤、惊厥及癫痫大发作等；③变态反应：过敏、异体血清，疫苗接种反应，输液、输血反应等。长期高热主要有败血症、沙门菌属感染、结核、风湿热等病引起。

在治疗上，对高热患者应及时适当降温，以防惊厥及其它不良后果。对既往有高热惊厥史或烦躁不安者，在降温同时给予镇静药。发热待诊者，尽可能查明原因，可暂不给予特殊治疗，否则改变热型，模糊临床征象，延误诊断。对于由感染引起的高热，应根据病情选用有效抗生素治疗。对局部感染病灶要及时清除。因非感染性疾病所致的高热，也需根据不同病因采取相应的治疗措施。

【病案举例】

唐某，女，32 岁。主诉：高热神昏谵语 1 天，体温 39.8℃。面唇红赤，全身汗出，用开口器强开其口，舌红苔黄燥，靠近根部边有糜烂点 3 个，咽喉黏膜充血，脉数。辨证：火热炽盛，扰及心神并移热于小肠之候。治法：以清热泻火之法。处方：安宫牛黄丸每服 1 粒，日服 3 次，暂服 1 日。牛黄上清丸每次服 9g，日服 3 次，暂服 2 日。方选用泻心导赤散加味。处方：生地黄 5g，黄连 9g，木通 6g，甘草 9g，鲜竹叶心 30g，栀子 10g，连翘 30g，玄参 30g，金银花 20g，24 小时内急服药 2 剂。服 3 剂后，身热退，神志已清，体温降至 37.5℃，惟有尿道热痛，小腹胀，腰痛。在上方的基础上加滑石 25g，黄柏 12g，麦冬 15g。服上方 3 剂而愈。[2]

参考文献

[1] 邵幸祥. 癃闭治验. 四川中医，1990，(1)：36.

[2] 刘菊香. 王希知医案 2 则. 中医杂志，2006，47 (1)：5.

下 篇

实验研究

第一节 导赤散各组成药物的药理研究

一、生地黄

(一) 主要化学成分

本品含梓醇、二氢梓醇、单密力特苷、乙酰梓醇、桃叶珊瑚苷、密力特苷、地黄苷、去羟栀子苷、筋骨草苷、辛酸、苯甲酸、苯乙酸、葡萄糖、蔗糖、果糖及铁、锌、锰、铬等20多种微量元素、β-谷甾醇等。鲜地黄含20多种氨基酸，其中精氨酸含量最高。干地黄中含有15种氨基酸，其中丙氨酸含量最高。

(二) 药理作用

地黄对心血管系统、免疫系统、血液系统、中枢神经系统、内分泌系统等有着广泛的作用。

1. 对心血管系统的作用

(1) 强心作用：地黄有着较高的强心活性。有研究表明，地黄提取物的强心作用，少量时显示血管的收缩，多量时显示血管扩张的双向调节作用[1]。

(2) 调节血压：地黄水提取物对急性实验性高血压模型大鼠有明显的降压作用。给 SD 纯系大鼠腹腔注射地黄水提取物后，血压开始下降，4 小时后到最低点，而且作用持久。实验表明，地黄水提取物对环境温度变化引起的血压改变有稳定的作用，因此地黄水提取物对血压有着双向调节作用[2]。

2. 对免疫系统的作用　地黄可显著提高机体的免疫功能。有报道表明，怀地黄多糖的大小剂量均可以使环磷酰胺免疫抑制的小鼠模型腹腔巨噬细胞吞噬百分率，吞噬指数显著升高，可显著促进溶血素和溶血空斑形成，促进淋巴细胞的转化，可见怀地黄多糖对低下的免疫功能有着显著的兴奋作用[3]。

研究表明，地黄苷 A 可明显提高模型小鼠的白细胞数目、红细胞数目、血小板数目、网织红细胞数目和 DNA 含量及重量等[4]。

3. 对血液系统的作用　地黄有止血和促进血细胞增殖的药理作用，同时还可以通过影响白细胞和血小板来消炎。有学者报道[5]，用鲜地黄汁、鲜地黄煎液和干地黄煎液给小鼠灌胃，均可以一定程度的颉颃阿司匹林诱导的小鼠凝血时间延长。地黄寡糖可以促进快速老化模型 P 系小鼠 SAMP8 小鼠骨髓粒系巨噬系母细胞、早期和晚期红系祖细胞的繁殖；地黄寡糖还可使其基质细胞层上粒系巨噬系祖细胞集落的产率明显增多。说明地黄寡糖可能通过多种的途径激活机体组织，特别是造血微环境中的某些细胞，促进其分泌多种造血生长因子而增强造血祖细胞的增殖[6]。

4. 对中枢神经系统的作用　地黄对中枢神经系统有着明显的抑制作用。用生地黄水提取液给小鼠腹腔注射，观察到小鼠自主活动次数明显下降。从而说明生地黄有明显的镇静作用，且作用的部位可能是脑干网状结构上行激动系统及大脑皮层[7]。

5. 对肾脏的作用　地黄对肾脏的保护作用早就得到证明。章氏[8]采用 SD 系雄性小鼠静脉注射嘌呤霉素氨基核苷制成肾病模型，用地黄水提取液灌胃治疗后进行分析。结果发现地黄水提取液可以明显降低小鼠尿蛋白排泄，改变肾小球上皮细胞足突融合等病理变化。

6. 抑制胃酸分泌、抗溃疡作用　李氏[9]研究表明地黄煎剂注入大鼠十二指肠内，可明显抑制胃酸量、总酸度及总酸排出量，并且呈现一定的量效关系；同时还可减少胃溃疡的发生率和溃疡数。

7. 抗辐射损伤　生地黄注射液腹腔注射，能使注射 60Co-γ 照射大鼠血小板损伤减轻，回升加快。表明生地黄有抗放射损伤作用。[10]

8. 保肝　生地黄水煎剂对小鼠实验性四氯化碳中毒性肝炎有保护作用，能防止肝糖原减少。[10]

9. 抗肿瘤　体外筛选法和噬菌体筛选法均证明生地黄具有抗肿瘤作用。生地黄低聚糖能明显抑制小鼠 Lewis 肺癌生长，并能明显增强抗癌基因 P53 的表达。生地黄抗肿瘤作用与其增强机体免疫功能密切相关。所含多糖为其抗肿瘤的有效成分之一。[10]

二、木通

（一）关木通

1. 主要化学成分　茎含马兜铃酸 A、B、D，马兜铃苷，马兜铃酸 D 甲醚，木兰花碱，β-谷甾醇、常春藤苷元、葡萄糖和鼠李糖等有效成分。

2. 药理作用

（1）利尿作用：关木通的利尿作用较强，兔利尿实验中，每日腹腔给予木通醇浸膏，有显著的利尿作用。而给兔灌胃，没见利尿作用，而腹腔注射则尿量增加。充血性水肿实验表明，木通具有抗水肿和利尿作用，与保泰松合用，会增加尿量，增强抗水肿作用。[11]

（2）抗肿瘤作用：本品所含的马兜铃酸 A，多次给药可抑制大鼠腹水型癌的生长，对小鼠肉瘤的生长亦有一定的抑制作用。

（3）对免疫作用的影响：马兜铃酸 A 有增强吞噬细胞的吞噬功能和提高细胞免疫的作用。

（二）川木通

1. 主要化学成分　主要化学成分为齐墩果酸烷型五环三类化合物及其多糖苷和脂肪醇、甾体醇及其糖苷，包括 α - 香树脂醇、β - 香树脂醇、及川木通苷甲、乙。

2. 药理作用

（1）利尿作用：川木通有明显的利尿作用，但亦有报道，大鼠灌胃川木通灰分后没见利尿作用，认为其利尿作用与川木通中所含的电解质无关。[12]

（2）抗菌作用：川木通对金黄色葡萄球菌、大肠杆菌，绿脓假胞菌、变形杆菌等具有一定的杀菌能力。[2]

三、竹叶

（一）主要化学成分

叶含生物碱、氨基酸、有机酸、酚类化合物和鞣质、皂苷、还原糖、蛋白质、多糖与苷类、蒽醌、香豆精和萜类内酯化合物、甾体和叶绿素。还含 18 种元素：铝、钡、锆、钛、铅、锡、镓、锶、铁、锌、镁、钙、锰、镍、铜、银及硼和硅。

（二）药理作用

有增加尿中氯化物量的作用，此外，还有升高血糖作用。

四、甘草

（一）主要化学成分

甘草成分较多，亦随其品种有关。有效成分为甘草甜素、甘草次酸、甘草苷元、甘草多糖，是临床上常用的中草药之一。

（二）药理作用

甘草的药理作用比较广泛，主要如下：

1. 对消化系统的作用

（1）抗消化溃疡作用：甘草抗消化溃疡的主要成分是甘草次酸和总黄酮。

（2）对胃酸分泌的作用：甘草次酸和总黄酮有抑制胃酸分泌作用，不仅能抑制胃酸的分泌，还能促进溃疡的愈合。如甘草锌的抗溃疡作用与促进成纤维细胞合成纤维及基质有关。

2. 抗炎及抗变态反应作用　甘草次酸对大鼠的棉球肉芽肿、甲醛性水肿、结核菌素反应、皮下肉芽囊性炎症，均有抑制作用。甘草酸胺、甘草次酸钠能有效地影响皮下肉芽囊肿性炎症的渗出期及增生期，其抗炎强度弱于或接近于可的松。[13]

3. 抗病原微生物作用　甘草对金黄色葡萄球菌、溶血链球菌、结核杆菌、白喉杆菌等的呼吸、蛋白质的合成、核糖核酸的形成均有强烈的抑制作用。甘草甜素能直接破坏试管内病毒细胞，对水痘、带状疱疹病毒也有抑制作用。甘草甜素的抗病毒作用除了对病毒粒子的直接作用，与其诱生干扰素、增加自然杀伤细胞活性也有一定关系[14]。

4. 解毒作用　甘草单味有明显的解毒作用，生甘草与附子同时煎煮后能使后者毒性降低；甘草可与水合氯醛、毒扁豆碱、乙酰胆碱起到强烈的对抗；甘草酸对河豚毒、蛇毒有解毒的效力。甘草酸能与多种生物碱、抗生素、氨基酸等生成复盐或制成复方制剂，具有协同、增溶、增加稳定性、提高生物利用度、降低毒性和不良反应等特性。甘草酸对有毒物质有吸附作用，在酶的作用下，水解成苷元和葡萄糖醛酸，后者能与毒性物质结合而呈解毒作用。实验证明，甘草及其多种制剂对多种药物中毒、动物毒素中毒、细菌毒素中毒及其机体代谢产物中毒，都有一定的解毒作用，能缓解中毒症状，降低中毒动物的死亡率。甘草甜素对多种毒素，如白喉毒素、河豚毒素、破伤风毒素和蛇毒等有着较强的解毒作用。

5. 镇咳祛痰作用　甘草口服后能覆盖在发炎的咽部黏膜上，缓和炎性刺激而镇咳。同时甘草还能促进咽部和支气管黏膜分泌，使痰易于咳出，因而体现镇咳祛痰作用[15]。

6. 抗肿瘤　甘草酸对黄曲霉素和二乙基亚硝胺诱发的大鼠肝癌前病变的发生有明显的抑制作用。从胀果甘草中提取的黄酮类混合物可有效地预防巴豆油对小鼠皮肤的促癌作用。

7. 抗心律失常 炙甘草提取液腹腔注射对氯仿诱发的小鼠心室纤颤、肾上腺素诱发的家兔心律失常、乌头碱诱发的大鼠心律失常、氯化钡和毒毛花苷 K 诱发的豚鼠心律失常均有抑制作用，并能减慢心率、延长麻醉大鼠心电图的 P－R 和 Q－T 间期。甘草总黄酮可延长乌头碱诱发的小鼠心律失常的潜伏期，减少氯仿诱发的小鼠心室纤颤发生率。其抗心律失常作用与 M－受体阻滞作用无关，可能与抑制交感神经系统活性和心脏 β－受体功能有关。

8. 降血脂、抗动脉粥样硬化 甘草甜素对兔实验性高胆固醇症及胆固醇升高的高血压病人均有一定的降低血中胆固醇的作用。

9. 抑制血小板聚集 甘草中的异甘草素具有抗血小板聚集作用，在体外的作用强度相当于阿司匹林。甘草叶中富含黄酮的组分对胶原蛋白或 ADP 诱导的血小板聚集具有较强的抑制作用，对后者的抑制作用比阿司匹林强大 17.7 倍。

10. 抗衰老作用 有研究发现，老化的红细胞中脂质过氧化物丙二酰含量比年轻的红细胞高，说明脂质过氧化物丙二酰含量的增加时老化细胞的标志，试验中选用甘草的水提取液，进行红细胞培养 36 小时，检测其丙二酰值，结果数据均有显著的下降，说明甘草具有较好的抗衰老作用。

11. 肾上腺皮质激素样作用

（1）盐皮质激素样作用：甘草浸膏、甘草甜素及甘草次酸对健康人及多种动物都有促进钠、水潴留的作用，这与盐皮质激素去氧皮质酮的作用相似，长期应用可致水肿及血压升高，但亦可利用此作用治疗轻度的阿狄森病。

（2）糖皮质激素样作用：小剂量甘草甜素（每只 100μg），甘草次酸等能使大鼠胸腺萎缩及肾上腺重量增加（与给予促肾上腺皮质激素相似），另外还有抗黄疸作用及免疫抑制作用等糖皮质激素可的松样作用。而在用大剂量时则糖皮质激素样作用不明显，只呈现盐皮质激素样作用，这可能与其作用机制有关。认为其作用机制可能是由于抑制了皮质激素在体内破坏，或减少其与蛋白质的结合，而使血中游离的皮质激素增多，从而增强其活性。但糖皮质激素与垂体前叶间的反应量调节较强，故血中含量升高达一定程度后即停止。盐类皮质激素受此影响较小。本品所含的先甘草宁有雌激素活性，未成熟大鼠口服能增加子宫重量，但对卵巢重量影响不大。

第二节　导赤散的药理研究

李氏[16]等探讨含关木通的复方导赤散与单味关木通对动物肾毒性的差异。通过以导赤散与关木通水煎，每日以不同剂量灌胃 7 天为实验，观察各组大鼠肾功能及肾组织形态学变化。结果是：关木通各剂量组均有导致大鼠急性肾功能减退及组织形态学改变的作用，且与剂量呈正相关；复方导赤散使用关木通较单味应用关木通肾毒性低，且随配伍剂量合理的调配而使肾毒性显著降低。故导赤散有降低关木通肾毒性的作用，导赤散中关木通常规用量无毒。任氏[17]以 现代药理实验研究的结果认为，导赤散配伍构思精巧。生地黄对搪皮质激素引起的血浆皮质酮受抑制的现象有明显改善作用，且可对机体环苷酸系统反应性调节；木通有利尿及增加尿酸与电解质排泄的作用，并有解热与镇痛效果；生甘草内含有甘草酸与甘草次酸，具有抗炎与保钠排钾的作用；淡竹叶有明显的抗菌作用。

导赤散在临床运用十分广泛，疗效显著，且毒副作用小，很受患者青睐。伴随着现代药理及药物化学的深入，还可以将其各有效成分提纯，使之疗效更快。另外，导赤散一方所治之证广泛，这要求临床工作者精于辨证，善于化裁，才能做到有的放矢，药到病除。

参考文献

[1] 阿部博子. 地黄及八味地黄丸的药效药理. 国外医学·中医中药分册, 1992, 14 (2): 18.

[2] 常吉梅, 刘秀玉, 常吉辉. 地黄对血压调节作用的实验研究. 时珍国医国药, 1998, 9 (5): 68

[3] 苗明三, 方晓艳. 怀地黄多糖免疫兴奋作用的实验研究. 中国中医药科技, 2002, 9 (3): 159 – 160.

[4] 于震, 王军, 李更生, 等. 地黄苷 A 对环磷酰胺致小鼠白细胞少症的影响. 中草药, 2001, 32 (11): 1002 – 1004.

[5] 梁爱华, 薛宝云, 王金华. 鲜地黄与干地黄止血和免疫作用比较研究. 中国中药杂志, 1999, 24 (11): 663 – 666.

[6] 刘福君, 赵修南, 汤建芳, 等. 地黄寡糖对 SAMP8 小鼠造血祖细胞增殖的作用. 中国药理学与毒理学杂志, 1998, 12 (2): 127 – 130.

[7] 吴尚魁, 常东明, 刘春霞, 等. 怀地黄对中枢神经系统的抑制效应. 中国药理学会通讯, 1995, 12 (3): 9.

[8] 章永红. 地黄对小鼠实验性肾病模型的作用. 河南中医, 1999, 19 (2): 27 – 28.

[9] 李林. 地黄的抑制胃酸分泌和抗溃疡作用. 湖南中医学院学报, 1996, 16 (2): 49.

[10] 刘青云. 中药药理学. 第二版, 人民卫生出版社, 北京: 2002.92

[11] 张卫华. 三种木通利尿作用及其毒性的比较研究. 中国药学杂志, 1989, 24 (10): 594.

[12] 楼之芩, 秦波. 常有中药材品种整理和质量研究: 第3册. 北京: 北京医科大学中国协和医科大学联合出版社, 1996, 47.

[13] 韩军. 甘草的药理作用与临床应用价值. 实用医药杂志. 2003, 20 (8): 17.

[14] 王访, 苏耀海等. 甘草的药理作用及临床应用. 时珍国医国药. 2002, 13 (5): 13.

[15] 李仪奎, 刘青云, 沈映君, 等. 中药药理学. 北京: 中国中医药出版社, 1997: 9.

[16] 李春香, 等. 加味导赤散与单味关木通对动物肾毒性的比较研究. 中医杂志, 2003, 44 (3): 219.

[17] 任文英, 导赤散的组方分析及适证运用. 河北中医, 2000, 22 (4): 285.